智慧医疗丛书

医疗行业
超融合云数据中心深度实践

DEEP PRACTICE OF SUPER CONVERGED CLOUD DATA CENTER IN MEDICAL INDUSTRY

主编 张武军 冯广

副主编 刘翰腾 王毅 陈楚洽

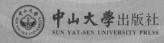

中山大学出版社

·广州·

版权所有　翻印必究

图书在版编目（CIP）数据

医疗行业超融合云数据中心深度实践/张武军，冯广主编；刘翰腾，王毅，陈楚洽. —广州：中山大学出版社，2022.4

（智慧医疗丛书）

ISBN 978-7-306-07432-4

Ⅰ. ①医… Ⅱ. ①张… ②冯… ③刘… ④王… ⑤陈… Ⅲ. ①云计算—数据处理—应用—医疗卫生服务 Ⅳ. ①R197.1-39

中国版本图书馆 CIP 数据核字（2022）第 026101 号

YILIAO HANGYE CHAO RONGHE YUN SHUJU ZHONGXIN SHENDU SHIJIAN

出 版 人：	王天琪
策划编辑：	曾育林
责任编辑：	曾育林
封面设计：	曾　斌
责任校对：	陈　芳
责任技编：	靳晓虹
出版发行：	中山大学出版社
电　　话：	编辑部 020-84113349，84110776，84111997，84110283，84110779
	发行部 020-84111998，84111981，84111160
地　　址：	广州市新港西路 135 号
邮　　编：	510275　传　真：020-84036565
网　　址：	http://www.zsup.com.cn　E-mail：zdcbs@mail.sysu.edu.cn
印 刷 者：	佛山市浩文彩色印刷有限公司
规　　格：	787mm×1092mm　1/16　21.5 印张　495 千字
版次印次：	2022 年 4 月第 1 版　2022 年 4 月第 1 次印刷
定　　价：	98.00 元

如发现本书因印装质量影响阅读，请与出版社发行部联系调换

编委会

主　　　编：张武军　冯　广
副 主 编：刘翰腾　王　毅　陈楚洽
编委会成员：余俊蓉　董国杰　黄锦成　程力军
　　　　　　夏逸舜　陈宗耿　许永坚　林　琳
　　　　　　朱焕生　徐位雄　周　刚　赖志权
　　　　　　杨　杨　李占新　焦计划　张树霞
　　　　　　袁振宇　刘俊坤　梁国文　王录飞
　　　　　　陈辉强

序　言

近年来，随着"互联网+医疗"理念的逐步开展和厂商各类管理协议、标准的开放，计算、网络、存储、安全等资源的统一调配和管理成为共同的发展诉求。其中，计算、存储的统一调配和管理已经在医疗行业得到较好的落地，但在网络虚拟化及虚拟化安全方面仍处于初级阶段。因硬件与技术的不断发展，超融合架构技术凭借其线性性能、弹性部署、统一融合等方面的优势，在近年逐步应用到医院私有云服务平台的建设中。超融合架构以服务器虚拟化为底层架构，延伸出网络虚拟化和存储虚拟化，通过模块化的配置过程构建出业务与数据逻辑，实现虚拟资源的动态调度和灵活扩展，同时全网流量可视，配置简易直观，运维灵活便捷。然而，目前市场上关于服务器虚拟化建设的书籍与资料相对来说还比较少，为填补该领域的空白，编写了本书。

本书采用项目驱动的形式编写，以"某综合类国家区域医疗中心医院私有云改造"项目为例进行展开，主要包含项目服务器虚拟化方案介绍、虚拟化实践、虚拟化存储、SDN网络建设以及网络安全虚拟化五章，每章采用任务驱动的方式推进，介绍虚拟化方法的优点，如通过网络存储技术突破现有设备自身的上限、使用新型网络架构帮助企业进行更大的创新并降低成本和复杂性、利用SDN安全方案保护网络受到攻击等，从零开始构建起整个服务器虚拟化架构，是一个服务器虚拟化从分析、设计、实现和运维的完整工作流程。同时，以该示例项目为例，读者能够根据实际需求，设计与规划自己的服务器虚拟化方案，并根据本书的流程进行前期的构建与后期的维护，从而搭建起真实可用的虚拟化服务器平台。

本书比较适合作为职业教育、职业培训、技术人员构建虚拟化服务器参考用书，也可以作为职业教育、职业培训的教材，或是作为参加服务器虚拟化相关竞赛的参考用书。

在本书的编写过程中，编者参考了国内外许多文献资料，再结合自己的实践经验。感谢本书所有的参与者。希望本书的所有读者，在了解服务器虚拟化技术的同时，都能积极投身到该领域的实战中，为虚拟化产业贡献自己的一份力量，为促进虚拟化产业蓬勃发展提供源源不断的动力。

编者

2022 年 4 月

目　　录

第 1 章　医疗中心医院服务器虚拟化方案规划 ………………………………… 1
 1.1　项目描述 …………………………………………………………………………… 1
 1.2　项目关联的核心技术知识点 ……………………………………………………… 2
  1.2.1　数据中心 ……………………………………………………………………… 2
  1.2.2　软件定义数据中心 …………………………………………………………… 3
  1.2.3　医院数据中心架构 …………………………………………………………… 3
  1.2.4　超融合技术概念 ……………………………………………………………… 4
 1.3　任务实施 …………………………………………………………………………… 5
  1.3.1　任务 1　系统容量分析 ………………………………………………………… 5
  1.3.2　任务 2　需求分析与物理设备选型 …………………………………………… 9
  1.3.3　任务 3　医疗中心医院项目网络拓扑规划 …………………………………… 11

第 2 章　医疗中心医院服务器虚拟化 ……………………………………………… 13
 2.1　项目描述 …………………………………………………………………………… 13
 2.2　项目关联的核心技术知识点 ……………………………………………………… 14
  2.2.1　服务器虚拟化的基础架构 …………………………………………………… 14
  2.2.2　服务器虚拟化之后的虚拟网络 ……………………………………………… 15
  2.2.3　虚拟机及其相关的管理技术 ………………………………………………… 17
  2.2.4　服务器虚拟化的热迁移技术 ………………………………………………… 18
  2.2.5　服务器虚拟化的高可用性技术 – HA ……………………………………… 19
  2.2.6　服务器虚拟化的自动资源平衡技术（DRS 技术）………………………… 21
 2.3　任务实施 …………………………………………………………………………… 21
  2.3.1　任务 1　为物理服务器安装虚拟化层软件 …………………………………… 21
  2.3.2　任务 2　为物理服务器安装虚拟化纳管中心 ………………………………… 31
  2.3.3　任务 3　实现服务器虚拟化的热迁移技术 …………………………………… 52
  2.3.4　任务 4　实现服务器虚拟化的高可用性技术 – HA ………………………… 71
  2.3.5　任务 5　实现服务器虚拟化的自动资源平衡技术 …………………………… 73
 2.4　项目验收 …………………………………………………………………………… 76

第 3 章　医疗中心医院存储虚拟化 ………………………………………………… 79
 3.1　项目描述 …………………………………………………………………………… 79

医疗行业超融合云数据中心深度实践

3.2 项目关联的核心技术知识点 ································· 79
 3.2.1 基础存储技术概念 ································· 79
 3.2.2 新一代 SDS 数据存储概念 ································· 81
 3.2.3 VMware SDS 解决方案 ································· 81
3.3 项目实施 ································· 82
 3.3.1 任务 1 在服务器虚拟化基础结构中使用 iSCSI 连接 FreeNAS ································· 82
 3.3.2 任务 2 在服务器虚拟化基础结构中使用 NAS 共享存储 ································· 106
 3.3.3 任务 3 配置虚拟机的存储策略 ································· 116
 3.3.4 任务 4 存储的裸设备映射 ································· 129
 3.3.5 任务 5 虚拟机的存储热迁移过程 ································· 133
 3.3.6 任务 6 软件定义分布式存储（vSAN） ································· 137
3.4 项目验收 ································· 147
 3.4.1 iSCSI 存储架构功能验证 ································· 147
 3.4.2 NFS 存储架构功能验证 ································· 149
 3.4.3 vSAN 分布式存储功能验证及存储策略测试 ································· 149

第4章 医疗中心医院 SDN 网络 ································· 153

4.1 项目描述 ································· 153
4.2 项目关联的核心技术知识点 ································· 154
 4.2.1 传统网络架构技术概念 ································· 154
 4.2.2 新一代 SDN 网络架构 ································· 154
 4.2.3 VMware 上的 SDN——NSX ································· 156
4.3 项目实施 ································· 158
 4.3.1 任务 1 SDN 管理平面和控制平面的安装 ································· 158
 4.3.2 任务 2 SDN 定义大二层逻辑网络 ································· 183
 4.3.3 任务 3 SDN 定义逻辑网络与物理网络相互访问 ································· 209
 4.3.4 任务 4 SDN 定义逻辑路由器的不同子网相互访问 ································· 218
 4.3.5 任务 5 使用 Edge 边界连接物理路由主干与分布式路由器的部署 ································· 231
 4.3.6 任务 6 在物理路由器、Edge 边界、分布式路由器之间部署动态路由协议 ································· 249
4.4 项目验收 ································· 257
 4.4.1 二层桥接通信验证 ································· 258
 4.4.2 逻辑交换机数据通信验证 ································· 260
 4.4.3 DNAT 功能验证 ································· 262
 4.4.4 边界路由宣告验证 ································· 264

第 5 章　医疗中心医院安全虚拟化 ········· 267

5.1 项目描述 ········· 267
5.2 项目关联的核心技术知识点 ········· 267
5.2.1 软件定义数据中心的安全定义 ········· 267
5.2.2 VMware NSX 的网络安全 ········· 268
5.2.3 基于云引擎网络安全的网络虚拟化安全方案 ········· 269
5.3 项目实施 ········· 269
5.3.1 任务 1　服务器虚拟化安全加固 ········· 270
5.3.2 任务 2　网络虚拟化安全加固 ········· 276
5.3.3 任务 3　网络虚拟化安全加固 ········· 280
5.4 项目验收 ········· 327
5.4.1 分布式防火墙策略验证 ········· 327
5.4.2 SpoofGuard 策略验证 ········· 329
5.4.3 无代理/轻代理杀毒验证 ········· 330

第1章 医疗中心医院服务器虚拟化方案规划

近年来,随着"互联网+医疗"理念的逐步开展和各厂商的管理协议、标准的开放,计算、存储、网络、安全等资源的统一调配和管理成为共同的发展诉求。其中,计算、存储的统一调配及管理已在医疗行业有了较好的落地,但在网络虚拟化、虚拟化安全等方面仍处在初级阶段。

因硬件与技术的不断发展,超融合架构技术凭借其线性性能、弹性部署、统一融合等方面的优势,在近年逐步应用到医院私有云服务平台的建设中。超融合架构以服务器虚拟化为底层架构,延伸出网络虚拟化和存储虚拟化,通过模块化的配置过程构建出业务与数据逻辑,实现虚拟资源的动态调度和灵活扩展,同时全网流量可视,配置简易直观,运维灵活便捷。下面将以"某综合类国家区域医疗中心医院私有云改造"项目为例进行展开。

1.1 项目描述

某综合类国家区域医疗中心医院(简称"医疗中心医院")共有302台服务器,提供HIS、LIS、PACS等系统的运行支持。经过多年的IT信息化建设,医疗中心医院采用以VMware技术建设私有云,从早期采用传统存储方式部署的内外网集群,到试运行的两个vSAN集群,目前部署了4个vSphere集群,情况如下(表1-1):

表1-1 项目集群情况

集群名称	主机数量	CPU数	内存(MB)	存储(MB)
oz-vsan-Cluster	6	12	1570734	30905064
zsyk-oz-Cluster	2	8	2096912	1497856
zsyk-vsan-Cluster	10	20	2617899	51508440
zsyk-zjxc-Cluster	4	12	4193816	73698816

其中,私有云集群中共运行256台服务器,仍有46台物理服务器未进行迁移。

虽然通过上一期的改造,部署新的vSAN集群缓解了资源瓶颈,但为了满足医院信息的长期发展,这些升级还不够,表现在以下六个方面:

(1)计算及存储空间资源使用不均衡,新旧设备资源无法统一管理及迁移,导致应用提出需求时无法快速调配资源。

(2)随着虚拟化资源的不断增多,缺乏符合等保2.0的技术手段及安全机制,系统存在被攻击及遭受破坏的风险。

（3）过去按照项目建设的系统逐步形成多个烟囱，各自孤立。缺乏长期规划和设计，缺乏统一的可视化的资源管理。

（4）配套设施及架构没有进行统一长期规划，如数据中心之间的互联线路存在单点故障，内外网隔离存在隐患。

（5）对资源的使用缺乏统一的标准和规范，容易造成资源的浪费。

（6）资源无法灵活快速调配，无法满足医疗中心医院创新及业务上线能力的要求。

医疗中心医院希望通过本项目的建设，实现医院未来3年对计算、存储、网络资源高可用，并能进行自动化运维，提升整体的安全水平。

1.2 项目关联的核心技术知识点

1.2.1 数据中心

数据中心是处理和存储海量数据的地方，通常是指在一个物理空间内实现信息的集中处理、存储、传输、交换、管理，而计算机设备、服务器设备、网络设备、存储设备等通常是网络核心机房的关键设备。见图1-1。

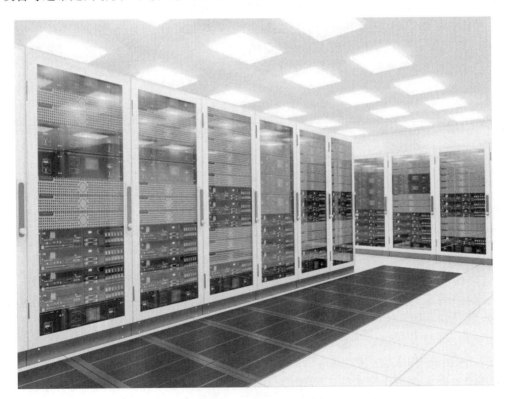

图1-1 网络核心机房

第1章 医疗中心医院服务器虚拟化方案规划

如今的数据中心是应用架构推动的,最早的批处理应用推动了大型机的问世,后来的交易型数据库等则推动了小型机、服务器/客户端模式的出现。传统烟囱式的设计严重制约着数据中心的发展,必须花大量的人力、物力来维持传统数据中心的正常运作,而且传统数据中心缺乏灵活性导致我们部署新应用周期长、成本高等劣势。

1.2.2 软件定义数据中心

"软件定义数据中心"其实从某种程度来说就是虚拟化。虚拟化从服务器开始,确实在VMware的带领下走出了一条辉煌的道路。今天的虚拟化已经不仅是服务器虚拟化,存储虚拟化、网络虚拟化、应用虚拟化、桌面虚拟化、安全虚拟化等已经接踵而至,虚拟机也已经从支撑测试平台、简单应用走向全面成熟,关键业务应用已经可以搭乘虚拟化的平台自由飞扬,今天已经有近60%的应用负载实现了虚拟化。虚拟化真正成为下一代数据中心的核心,通过虚拟化来抽象、池化,最后实现自动化。见图1-2。

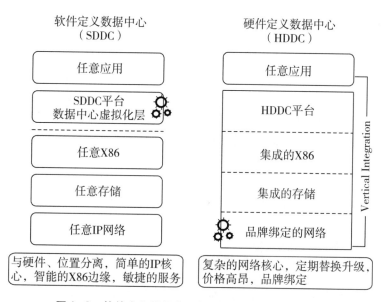

图1-2 软件定义数据中心与硬件定义数据中心对比

软件定义能给数据中心带来很多变化,原来数据中心做业务变更或者扩容工作,运维人员就必须花费大量精力。有了软件则可以将任务分配给控制器,由软件自动完成。重复性的工作都交由软件定义来做,减少人工出错概率,提升数据中心运营效率。

1.2.3 医院数据中心架构

医院数据中心从应用层面看,包括HIS、LIS、EMR等业务系统,也包括基于临床数据中心（clinical data resposiry，CDR）及运营数据中心（order defect rate，ODR）的科研分析系统及运营管理系统等。从基础设施层面看，包括网络、服务器、存储和整体 IT 运行维护服务。

目前大部分医院仍采用的是传统信息系统模型，即一套系统使用一套架构，不同系统数据库服务、应用服务、业务数据通信又分别安装存放在不同的服务器环境中，这导致了服务器硬件资源浪费，不同类型服务器业务流、数据流协同处理效率低下等问题。随着"互联网＋医疗"的逐步实施，医院信息系统逐步向融合、高效、智能转变，医院信息化建设也朝着智慧、生态、开放迈进，而传统的三层架构已不足以满足信息系统的处理应变能力。

然而，软件定义数据中心的应用能较好地满足新形势下的医疗信息化服务要求。将超融合技术与软件定义数据中心相结合，可以实现医疗系统高可用、简维护、易扩展的特点。同时，也满足新形势下医院信息化建设的成本、环境等要求，达到超前规划医院信息化的发展。

1.2.4 超融合技术概念

1.2.4.1 超融合架构

由于 SDS 存储技术概念的新兴发展，分布式存储技术已发展到十分成熟的地步，在这种存储市场成熟的情况下，客户开始寻求对设备利用率更好更高的技术。因此，分布式存储厂家首先推出了超融合（hyper converged infrastructure，HCI）这个概念。超融合技术则是基于分布式存储架构进行一次革新，将虚拟化技术与存储技术相结合，两者同时运行于节点服务器内，同时提供虚拟化、存储服务。

超融合架构是对目前存储架构的一次革命性技术，相比起传统架构，大幅改进了传统存储架构中的不足。传统存储架构中大量的设备性能参差不齐，管理难度大，维护成本高，一直都是难以解决的问题。超融合通过设备整合，能提供更好的性能、更简化的管理以及更低的架构成本。

1.2.4.2 超融合设备

超融合架构设备（图 1-3）也对服务器市场进行了一次小型革新，由于超融合架构的融合性可以使服务器群集中的服务器密度更加高。因此，在服务器市场领域，各大厂商提供了对超融合适应性更强、密度更高、性能也媲美普通服务器的设备。

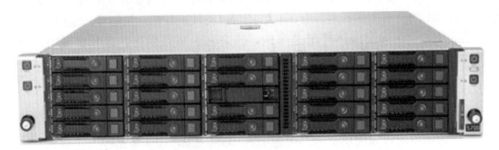

图 1-3 超融合架构设备

超融合设备基本上要满足以下四点要求：

（1）高密度服务节点：在普通服务器尺寸机箱内存在 2 个以上的服务器节点。

（2）高密度存储设备：每个服务器节点可接入多个存储设备。

（3）内部高速交换网络：内部提供存储数据交换网络，也可使用外置交换网络。

（4）高性能服务节点：能提供高性能的计算能力，支持各类 PCIe 扩展。

1.2.4.3 超融合选型

本项目超融合设备最终选择由广州鹏捷科技股份有限公司生产的 Comcast Hyperscale System 5900 超融合系统。

该产品在 2U 机箱内含多达 4 个计算节点（X86 服务器架构），具有计算虚拟化、存储虚拟化、网络虚拟化功能，不但大幅减少了占地面积，而且显著降低了功耗。

将软件定义数据中心一切功能都集中在一个机箱中，其处理应用和数据服务的计算速度是传统机架式服务器的 4 倍，而所需占地面积则减少了 75%。

Comcast Hyperscale System 5900 超融合系统经过 VMware 认证，含有 VMware vSphere 服务器虚拟化软件、vCenter 管理平台、vSAN 存储虚拟化软件、SDN 软件定义网络软件。VMware Horizon 云桌面软件等可轻松、快速地实现本项目所需要的软件定义云数据中心。

1.3　任务实施

1.3.1　任务 1　系统容量分析

1.3.1.1 任务简介

根据项目描述，本任务将从医疗中心医院现有的 24 台集群服务器及 46 台物理服务器中的 CPU、内存和存储 3 个资源角度，对目前已经投产的现有资源进行分析。

1.3.1.2 系统容量分析

由于未来物理机主干基本使用万兆网络，而目前网络资源比较充裕。如果网络资源出现瓶颈，对网络资源的调整比较容易，所以以下分析中将不包括网络资源的分析。在存储空间计算中，考虑到 vSAN 的可用容量为其容量的 1/2，以下分析时，涉及 vSAN 的存储空间均被减半处理。

（1）集群服务器 CPU 分析。本项目通过抽样方式记录各服务器的使用情况并做记录，通过已有主机的情况计算出现有 CPU 的容量见表 1-2。其中，CPU 容量的计算方法为物理核 X 主频，单位为 GHz。

表1-2 集群服务器CPU分析

主机	主频	核数	容量	使用比例（%）	占用
主机1	2.3	24	55.2	1	0.6
主机2	2.3	24	55.2	6	3.3
主机3	2.3	24	55.2	14	7.7
主机4	2.3	24	55.2	5	2.8
主机5	2.3	24	55.2	4	2.2
主机6	2.3	24	55.2	6	3.3
主机7	2.3	24	55.2	6	3.3
主机8	2.3	24	55.2	16	8.8
主机9	2.3	24	55.2	21	11.6
主机10	2.2	56	123.2	59	72.7
主机11	2.3	24	55.2	3	1.7
主机12	2.3	24	55.2	1	0.6
主机13	2.3	24	55.2	0	0.0
主机14	2.3	24	55.2	0	0.0
主机15	2.3	24	55.2	0	0.0
主机16	2.3	24	55.2	1	0.6
主机17	2.3	24	55.2	0	0.0
主机18	2.2	56	123.2	0	0.0
主机19	2.2	56	123.2	2	2.5
主机20	1.9	40	76.0	34	25.8
主机21	1.9	40	76.0	40	30.4
主机22	2.0	40	80.0	60	48.0
主机23	1.8	8	14.4	1	0.1
主机24	2.1	24	50.4	12	6.0
合计			1549.6	20	232.0

在抽样的过程中，抽样时间未必是系统使用的峰值。考虑到CPU的波动，在计算结果中增加20%作为CPU峰值，得出计算结果为 $232 \times 1.2 = 278.4$ GHz。

（2）集群服务器内存分析。现有服务器的内存记录方法与上一小节相同，记录各服务器的使用情况并做记录。通过已有主机的情况计算出现有内容的使用量见表1-3，其中内存单位为GB。

第 1 章 医疗中心医院服务器虚拟化方案规划

表 1-3 集群服务器存储分析（1）

主机	配置内存	使用比例（%）	占用内存
主机 1	256	29	74.1
主机 2	256	28	71.6
主机 3	256	38	97.1
主机 4	256	27	69.0
主机 5	256	41	104.8
主机 6	256	37	94.6
主机 7	256	29	74.1
主机 8	256	32	81.8
主机 9	256	32	81.8
主机 10	1024	82	839.6
主机 11	256	35	89.5
主机 12	256	23	58.8
主机 13	256	11	28.1
主机 14	256	11	28.1
主机 15	256	10	25.6
主机 16	256	11	28.1
主机 17	256	11	28.1
主机 18	1024	7	71.7
主机 19	1024	6	61.4
主机 20	1024	75	767.9
主机 21	1024	65	665.5
主机 22	1024	80	819.1
主机 23	16	91	14.5
主机 24	256	90	230.1
合计	10512	43	4505

抽样过程中，抽样时间未必是峰值。考虑内存的波动，增加 10% 作为内存峰值，计算结果为 $4505 \times 1.1 = 4956$ GB。

（3）集群服务器存储分析。对医疗中心医院各服务器的存储使用情况进行抽样并做记录。通过已有主机的情况计算出现有存储的使用量见表 1-4，其中存储单位为 TB。

表1-4 集群服务器存储分析（2）

数据存储名称	容量	已使用	使用率（%）
DX200S3_ SSD	1.4	1.0	70.9
OZ-vsanDatastore	14.7	1.0	7.0
solarwind-Dell2050-datastore1	21.8	9.5	43.4
TEST_ 10T_ 1	10.0	7.3	73.1
TEST_ 10T_ 2	10.0	9.7	97.0
TEST_ 10T_ 3	10.0	7.4	73.7
VNX5600_ 1.5TB	1.5	0.9	62.3
VNX5600_ 2TB	2.0	1.6	80.9
VNX5600_ 5TB_ 01	5.0	4.0	80.6
VNX5600_ 5TB_ 02	5.0	4.6	92.9
VNX5600_ 5TB_ 03	5.0	4.4	88.8
vsanDatastore	24.6	12.1	49.1
合计	111.0	63.5	57.3

通过存储容量计算，得出存储的使用空间为63.5 TB。

（4）服务器总容量分析。医疗中心医院有部分业务运行于物理服务器上，未来将统一迁移至私有云环境中，以实现统一管理。这部分服务一共有46台，按已迁移至私有云的256台服务器的平均占用资源来计算该部分物理服务器的资源，得出目前使用的服务器资源见表1-5。

表1-5 集群服务器容量分析

资源名称	容量
CPU	278.4／256×（256+46）=328.4 GHz
内存	4956／256×（256+46）=5846.5 GB
存储	63.5／256×（256+46）=74.9 TB

在规划过程中，考虑对未来3年资源预留50%，得出物理服务器中的系统占用资源见表1-6。

第1章 医疗中心医院服务器虚拟化方案规划

表1-6 物理服务器系统占用资源

资源名称	容量
CPU	328.4×1.5＝492.6 GHz
内存	5846.5×1.5＝8769.8 GB
存储	63.5×1.5＝95.3 TB

1.3.1.3 系统容量分析结果

通过上述对现有服务器的分析所得出的结果，将进一步进行延伸集群的容量计算，以得出系统容量的最终测定。

考虑延伸集群需要预留50%的计算资源，以保证可以在一个站点故障时，还能接管全部业务；传统服务器集群也需要支持1台服务器故障时能接管负载，考虑到目前传统业务集群中的服务器数量比较少，所以统一按系数0.5计算。

此外，考虑到将来所有服务器将迁移到新的vSAN存储中，虚拟机默认采用双副本的形式，预计存储空间为虚拟机占用空间的两倍。通过vSAN的建议的使用率为70%计算，所以得出最终计算的资源见表1-7。

表1-7 系统容量分析结果

资源名称	容量
CPU	492.6／0.5＝985.2 GHz
内存	8769.8／0.5＝17539.6 GB
存储	95.3×2／0.7＝272.3 TB

经过上述分析，得出医疗中心医院至少需要18个节点的vSAN延伸集群，每台服务器的内存需要1024 GB，容量磁盘的空间15 TB，将可以达到本次升级目标。

1.3.2 任务2 需求分析与物理设备选型

1.3.2.1 任务简介

在本任务中，通过"某综合类国家区域医疗中心医院私有云改造"项目中提到的问题，对项目需求进行分析与整理。并通过上一小节所分析的系统容量进行物理设备选型的建议。

1.3.2.2 需求分析

根据项目描述，将医疗中心医院存在的问题归纳为现有资源使用不均衡、系统及网络安全需要提升、系统缺乏统一管理、资源无法灵活快速调配等。根据上述问题，将本项目的项目目标归纳为以下四点：

（1）满足未来3年业务要求。为满足医疗中心医院未来的系统及业务扩展，本项目将在满足最佳实践的基础上，再多留出50%资源以应对未来3年的业务增长。

（2）数据安全和高可用。在医疗中心医院的两大机房通过超融合主机实施vSAN集群以及部署虚拟机备份，以达到数据冗余及高可用的目的。

（3）监控和自动化运维。为实现自动化运维及部署监控和自动化运维工具vRealize Operations。

（4）全面提升安全指数。为提升整个网络的安全性，部署NSX，通过微分段、分布式防火墙，全面提升网络安全性。同时，部署NSX vRealize Network Insight实现对私有云流量的监控。

1.3.2.3 物理设备选型

（1）物理架构。根据需求及上一小节的容量分析，医疗中心医院两院区私有云平台共需要18个节点服务器，因此建议新采购4台超融合服务器和2台vSAN。其中，每台超融合服务器包含4个节点，每个节点需要内存为1024 GB，容量磁盘的空间为15 TB。在医疗中心医院的两个院区中，每个站点各部署9台服务器，构成vSAN集群。未来3年医疗中心医院资源需求见表1-8。

表1-8 未来3年医疗资源需求

需求	当前私有云平台使用资源	未来3年规划需求资源	双活数据中心未来3年总资源需求	升级双活数据中心后实际可用资源	双活数据中心未来3年计划消耗资源比率（%）
CPU	278.4 GHz	492.6 GHz	985.2 GHz	1987.2 GHz	24.8
内存	4956 GB	8769.8 GB	17539.6 GB	18432 GB	47.6
存储	63.5 TB	95.3 TB	272.3 TB	302.4 TB	63.1

此外，为了满足数据安全的需求，可以按数据安全要求进行横向扩展，逐步实现虚拟机的备份。另外，也可以考虑增加一套备份一体机，以满足95.3 T的虚拟机备份的容量要求。

（2）硬件清单。根据上述物理架构的分析，建议医疗中心医院新购置的硬件清单见表1-9。

第1章 医疗中心医院服务器虚拟化方案规划

表1-9 新购置硬件清单

序号	产品名称	数量	说明
1	vSAN集群服务器	16+2	● 2 X 英特尔® 至强® 金牌 6252 N,2.3 G,24 C/48 T,10.4 GT/s,35.75 M 缓存,Turbo,HT（150 W）DDR4-2933 ● 1024 GB 内存 ● 1×1.92 TB SSD,7×2.4 TB SAS 10 K RPM HDD ● 2×16 GB SD 卡模块 ● 1 X 支持直通模式阵列卡 ● 2口万兆、2口千兆网卡,2个SPF+模块 ● 2 X 1100 W 电源
2	VMware vCloud 标准版	32+4+28	包含 vSphere 7 企业增强版、vRealize Operations 高级版、vRealize Log Insight、vReakize 生命周期管理器
3	VMware vSAN 7 企业增强版	32+4	● vSAN 是企业级存储虚拟化软件,与 vSphere 结合使用时,可让您通过单个平台管理计算和存储
4	VMware NSX Date Center 高级版	32+4	● VMware NSX Data Center 提供完整的 L2-L7 网络和安全虚拟化平台,使您能够像从单一窗口管理单个条目一样轻松管理整个网络
5	VMware vRealize Network Insight 企业版	32+4	● vRealize Network Insight 为软件定义的网络和安全保护提供智能操作。可帮助客户在多云环境中构建高度可用且安全的优化网络基础架构。不仅加快了微分段规划和部署,支持跨虚拟和物理网络进行查看,还提供了管理和扩展 VMware NSX 部署的可操作视图
6	备份一体机	1	● 80 TB 备份空间
7	备份一体机	1	● 48 TB 备份空间

1.3.3 任务3 医疗中心医院项目网络拓扑规划

1.3.3.1 任务简介

在本任务中,通过"某综合类国家区域医疗中心医院私有云改造"项目中的需求,进行网络拓扑规划,以实现网络资源高可用性及安全性的目的。

1.3.3.2 网络拓扑规划

医疗中心医院拥有两个数据中心,前期已开始尝试在两个数据中心使用 VMware 先进的 vSAN 超融合系统,已经有超过 40 个虚拟机经过半年多运行,vSAN 的性能和可靠性得到了认可。为最大化利用 vSAN 的集群特性,医疗中心医院两个数据中心间已经布设了裸光纤，可以支持万兆低延迟的通信（RTT 低于 5 ms），具备了实现 vSAN 集群的条件。将目前两个独立的 vSAN 集群合二为一，通过延伸集群实现数据的互通，可以通过存储策略，调整数据的落地位置和副本数目，满足业务的不同要求。

因应本书的实验需要，将医疗中心医院的服务器及物理网络进行简化处理，得出 vSAN 集群的拓扑见图 1-4。

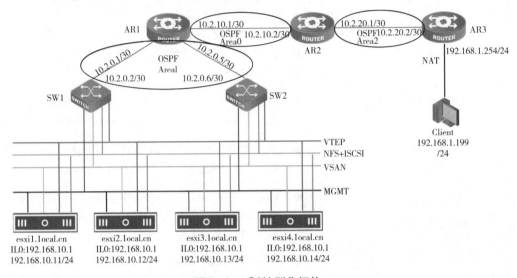

图 1-4　vSAN 群集拓扑

在拓扑图中，每台 ESXi 主机各有 4 条光纤连接到 SW1 和 SW2，分别用于管理网络、vSAN 网络、NFS 与 iSCSI 网络、VTEP 及业务的上行口。其中，业务网络由 NSX 的逻辑路由器使用 OSPF 协议与 SW1 和 SW2 通信。

SW1 与 SW2 以堆叠互联，SW1 和 SW2 各有一个光纤上行口到 AR1 路由器，AR1 与 AR2 使用光纤连接，在 SW1、SW2、AR1、AR2 和 AR3 之间使用 ospf 协议进行通信。

第2章 医疗中心医院服务器虚拟化

使用 VMware vSphere 虚拟化产品为数据中心进行虚拟化架构建设，为数据中心配置底层虚拟网络基础，充分利用虚拟化技术，以大量节约能源及空间的方式将服务器性能最大化利用，去除数据中心的异构环境建设，设计基础虚拟化集群容灾方案技术，实现虚拟化架构的弹性计算效果。

2.1 项目描述

医疗中心医院共有 302 台服务器，提供 HIS、LIS、PACS 等系统的运行支持。医疗中心医院现需要进行 IT 信息化建设，新购置的硬件清单见表 2-1。

表 2-1 新购置的硬件清单

产品名称	说明
vSAN 集群服务器	● 2 X 英特尔® 至强® 金牌 6252 N，2.3 G，24 C/48 T，10.4 GT/s，35.75 M 缓存，Turbo，HT（150 W）DDR4-2933 ● 1024 GB 内存 ● 1×1.92 TB SSD，7×2.4 TB SAS 10 K RPM HDD ● 2×16 GB SD 卡 模块 ● 1 X 支持直通模式阵列卡 ● 2 口万兆、2 口千兆网卡，2 个 SPF+模块 ● 2 X 1100 W 电源

现需要对新购置的服务器进行虚拟化基础平台部署，具体要求如下：
（1）为新购置的物理服务器安装基于 VMware 的虚拟化层软件。
（2）为物理服务器安装虚拟化纳管中心，实现统一管理。
（3）实现医疗中心医院服务器虚拟化的热迁移，使医疗中心医院的服务器能实现不停机切换主机。
（4）实现高可用性功能及有效故障响应，为故障主机进行自动切换。

医疗中心医院希望通过本项目的建设，满足医院未来 3 年对计算资源高可用，以提升整体的服务水平。

2.2 项目关联的核心技术知识点

2.2.1 服务器虚拟化的基础架构

2.2.1.1 传统架构与虚拟化架构

在以往传统的X86架构计算群集中，每当需要将应用或服务部署至本地机房或云端时，则需要一台独立运行工作的服务器进行支撑，且需要根据应用或服务器的需求，按照要求进行硬件的性能配置。久而久之，应用或服务日益增加，服务器群集内数量也急速增长，此时传统计算架构的弊端暴露无遗。传统计算架构中的每一台服务器都是作为一个独立整体，在需要进行维护管理时，服务器必须停止服务甚至进行停机操作，如果发生硬件故障，则故障响应时间将会无限放大直至维修完毕。同时，由于一机一服务的架构模式，导致整体计算资源在大部分情况下都处于空闲状态，导致大量的计算资源浪费且无法为应用或服务提供弹性计算。

虚拟化架构与传统架构相比大为不同，通过虚拟化技术对服务器进行底层虚拟化，为服务器安装底层虚拟化系统，底层虚拟化系统通过硬件虚拟化等技术，可同时提供多个虚拟机服务。虚拟机系统通过安装指定的代理或插件，可被虚拟化管理平台进行性能监控等服务。应用或服务可以根据自身需求，自由分配虚拟化后的计算资源，相较于传统架构，能更好地利用服务器的性能，完全发挥服务器的潜力。

2.2.1.2 虚拟化架构的类别

虚拟化架构通常分为两种类别：全虚拟化和半虚拟化。

全虚拟化是一种硬件级别的虚拟化，允许内核在未经修改的操作系统通过虚拟机进行独立隔离运行。在实现硬件虚拟化的过程中，操作系统对虚拟机隐藏了硬件信息以及特征，虚拟机运行在一个架设在硬件或主机操作系统之上的虚拟机监视器或底层虚拟主机中。在全虚拟化实行过程中，硬件特征和硬件信息会被可选择地映射到虚拟机上，这些特征信息包括完整的处理器指令集、虚拟I/O操作、内存中断管理等。在全虚拟化环境中，任何运行在普通服务器或个人电脑上的软件都可以未经修改地运行在虚拟机中。全虚拟化技术拥有比半虚拟化更高特权操作，比如虚拟I/O操作等，在虚拟机中所有操作的状态一定要限制在虚拟机之内，同时在虚拟机上的操作不可以修改或影响其他虚拟机的状态、程序或硬件。对于涉及完全受控虚拟机监视器管理的机器指令，虚拟机将允许直接在硬件上执行，例如内存地址和算数寄存器。其中一些机器指令可能需要"穿过虚拟机"，即可以访问或影响状态信息或对宿主机产生影响，这些指令就不可以直接执行，它们必须被中断之后由虚拟机监视器模拟执行。通过虚拟机监视器的模拟执行，可以提高虚拟机之间运行的稳定性，保证虚拟机之间以及宿主机的安全性不受干扰。

半虚拟化是基于虚拟机管理器对虚拟机进行模拟硬件的虚拟化，它使用虚拟主机上的虚拟机管理程序对虚拟机开放共享存取底层的硬件，虚拟机进行模拟数个（但不是全部）底层硬件环境，特别是内存地址空间。半虚拟化环境支持资源共享和线程独立，因此并不需要虚拟主机完全支持 CPU 底层虚拟化技术即可实现虚拟化，但是不能实现将未经修改内核的操作系统进行虚拟化。半虚拟操作系统通过修改内核集成了虚拟化方面的代码，该方法无须重新编译虚拟化程序或触发虚拟机监视器陷阱，因此，宿主操作系统自身就能够与虚拟系统进程进行很好的协作，通常情况下半虚拟化所提供的虚拟机上的客户操作系统，相比全虚拟化会有更佳的性能体现。

两者之间互相各有优劣，半虚拟化更多偏向于能尽量提供更快更好的基于软件或服务的虚拟化，但不支持非开源类或带有专利性的操作系统。全虚拟化则可以提供完全基于硬件特性的虚拟化、更加稳定的虚拟化环境，但内部管理更加复杂，性能相较于半虚拟化有所下降，但能更好地支持更多的客户操作系统。

2.2.1.3 传统架构与虚拟化架构对比

将服务器进行底层虚拟化后，可以通过虚拟化管理平台，将多台底层虚拟化服务器整合为一个虚拟化群集，将资源集中化管理，为虚拟机服务提供弹性计算，计算资源可以弹性利用。同时，虚拟化架构可提供多个虚拟化重要功能技术，可以将虚拟化群集内的资源利用情况进行平衡，更好地利用各个底层虚拟主机的性能。即使底层虚拟主机出现了无法短时间内修复的严重硬件性问题，也可以通过虚拟化技术，保证虚拟机在故障中永不停机。虚拟化架构可实现比传统架构更为稳定的服务器群集管理，较完美地解决了传统架构现有的比较大的架构缺陷问题。

2.2.2 服务器虚拟化之后的虚拟网络

2.2.2.1 什么是网络虚拟化

通过虚拟化架构内的虚拟化特性，除了能为客户提供虚拟机服务外，在虚拟化群集内可根据需求，延伸出整体虚拟架构中网络虚拟化的功能服务。

网络虚拟化是指在传统架构上，通过将硬件实现交付的网络架构抽象化并应用到软件中，通过软件提供网络资源实现网络架构交付。网络虚拟化目标是为网络系统和最终用户提供高效、受控和安全的网络资源共享。通过网络虚拟化技术可以将多个物理网络整合为一个基于软件的虚拟网络，或者可以将一个物理网络划分为多个隔离和独立的虚拟网络。

网络虚拟化的最终产品是虚拟网络。虚拟网络可分为两大类：外部和内部。外部虚拟网络包含作为单个网络架构使用软件进行管理的多个本地网络。标准外部虚拟网络的网络结构是交换机硬件和 VLAN 软件技术。内部虚拟网络包含一个系统，该系统使用通过至少一个伪网络接口配置的虚拟机或区域。这些虚拟网络设备可以相互通信，就像在同一本地网络上一样，从而在单个主机上提供了虚拟网络。虚拟网络的生成块是虚拟网络接口卡或虚拟网卡和虚拟交换机。见图 2–1。

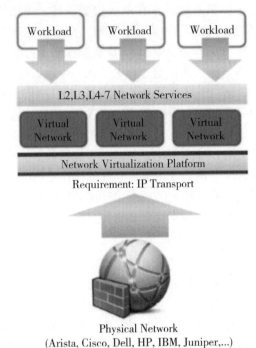

图 2-1 网络虚拟化内部网络与外部网络

2.2.2.2 VMware 的 NSX 网络虚拟化

VMware NSX Data Center 是一个支持网络虚拟化和安全性平台，能够以虚拟网络设备的方式对跨数据中心、私有/公有云环境和应用框架等应用场景进行网络延展。借助 NSX Data Center，无论应用在何处运行，都可以使应用拥有更高的网络安全性。与虚拟机的运维模式类似，可独立于底层硬件对网络进行调配和管理。NSX Data Center 通过软件方式重构并实现整个网络，实现在几秒钟内创建和调配从简单网络到复杂多层网络的任何网络拓扑。可以创建多个具有不同需求的虚拟网络，利用由 NSX 或范围广泛的第三方集成生态系统提供的服务组合构建本质上更敏捷、更安全的环境。以软件方式交付完全从底层物理基础架构中虚拟化的网络和安全功能。NSX 使用软件提供防火墙保护、交换和路由等网络链接功能。这意味着多个用户可以使用彼此看不到的虚拟网络共享同一个物理环境，从而提高效率和安全性。

通过 VMware NSX 网络虚拟化平台，可以实现以下功能：

（1）利用工作负载分段和安全机制保护应用。

（2）通过自动化将网络调配时间优化，提高运维效率。

（3）实现对数据中心和原生公有云内以及跨多个数据中心和原生公有云网络和安全性策略的一致管理。

（4）获得详细的应用拓扑安全策略建议以及流监控。

2.2.3 虚拟机及其相关的管理技术

通过虚拟化架构将底层主机进行虚拟化后，计算资源利用率大幅提升，但由于虚拟机的弹性计算资源使用，有时难免在短时间内出现资源利用过高等情况，此时有可能会导致虚拟机甚至底层虚拟主机因资源过度利用出现响应不及时等情况。因此，为了在性能波动期间保证底层虚拟主机及虚拟机的稳定运作，通常虚拟化架构会为管理虚拟机提供多种多样的管理功能及技术，以用于确保虚拟机的正常稳定运作。

2.2.3.1 vSphere CPU 虚拟化

在 VMware 的虚拟化架构环境内，底层虚拟主机通过 CPU 虚拟化技术，为虚拟机提供 vCPU 支持。CPU 虚拟化着重于性能，只要有可能机器指令就会直接在 CPU 上运行，只要有可能就会使用基础物理设备资源。虚拟化层仅在需要时才运行指令，使得虚拟机就像直接在物理机上运行一样。CPU 虚拟化不使用仿真技术来模拟运行 vCPU。如需采用仿真时，所有操作均由仿真器在软件中模拟运行。软件仿真器允许程序在不同于最初编写时所针对的操作系统上运行。仿真器通过接受真实数据或数据输入获得相同的结果，来模拟原始计算机的行为，从而实现仿真。如果底层虚拟主机在服务过程中出现 CPU 资源过载情况，主机将在所有虚拟机之间对 CPU 进行资源划分，以便每个虚拟机在运行时就如同具有指定数目的 vCPU 一样。运行多个虚拟机的宿主会为各虚拟机分配一定份额的物理资源。

2.2.3.2 Memory Ballooning 内存回收技术

在虚拟机运行的情况下，虚拟机可能会出现应用或服务使用内存频率过高，甚至出现内存逆出导致内存的超额使用。Ballooning 技术的执行过程见图 2-2。

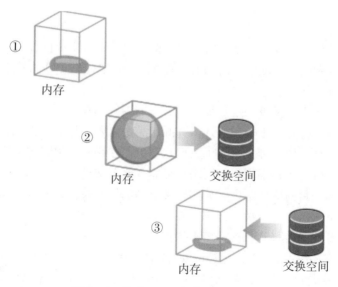

图 2-2 Ballooning 技术的执行过程

Ballooning技术为了消除这种内存超额使用问题，通过虚拟机的内核或客户操作系统安装的额外代理程序，通过Ballooning"气球"驱动，向客户操作系统申请空闲内存释放请求。客户操作系统收到请求后释放内存，释放后的内存将会重新纳入底层虚拟主机的可用内存池容量中。若客户操作系统无空闲内存可进行释放，有可能会对部分使用中的内存进行迁移至虚拟页面内存，从而为内存池提供空闲内存。

2.2.3.3 Memory Sharing 内存共享技术

Memory Sharing是VMware的专用技术。通过内存共享，有助于增加主机上的可预留使用内存空间及正在使用的内存使用密度。通过内存共享节省的内存量取决于工作负载是否由几乎相同的虚拟机组成。内存共享的触发条件取决于以下观察结果：几个虚拟机可能正在运行同一客户机操作系统。这些虚拟机可能已加载相同的应用程序或组件，或者包含公用数据。这些情况下，主机使用专用的透明页面共享技术消除内存页的重复数据。因此，采用内存共享后，通常情况下，在虚拟机中运行的工作负载消耗的内存会少于其在物理机上运行时需要的内存。通过这项技术，可以支持更高级别的过量分配。但如果虚拟机工作负载差异较大，则可能会导致节省的内存百分比明显降低。

2.2.3.4 Storage I/O Control 存储管理技术

Storage I/O Control是VMware的专用技术。Storage I/O Control允许在整个群集范围内进行对存储I/O的调配优先级，从而更好地整合存储工作负载，有助于减少过度置备相关的存储成本。通过扩展存储份额和限制存储构成来处理存储I/O资源。可以控制在I/O拥堵期间配给虚拟机I/O量，从而确保在进行I/O资源分配时重要性较高的虚拟机与重要性较低的虚拟机相比具有更高的优先级。

2.2.4 服务器虚拟化的热迁移技术

2.2.4.1 虚拟化架构的迁移技术

在虚拟化架构中，虚拟机迁移对虚拟化群集起了十分重要的作用，通过迁移技术可实现大量传统架构中不能实现的功能。在VMware架构中，迁移技术包括两种：冷迁移技术与热迁移技术。

冷迁移技术作为最基础的迁移技术，其只需要在虚拟机处于正常关机的情况下，且需要迁移至的目标底层虚拟主机计算资源能满足需要迁移的虚拟机要求。此时可以将虚拟机进行迁移，由于虚拟机处于关机状态下，迁移时可以将虚拟机完整地迁移至目标底层虚拟主机，包括虚拟机的网络、存储等配置文件。

热迁移技术是目前应用最广，使用频率最高的迁移技术，其能够满足虚拟机在正常运行的情况下进行计算资源的迁移。在迁移过程中，虚拟机的vCPU、内存和网络连接将从原始客户机转移到目标底层虚拟机主机。

两种迁移方式都需要VMware vMotion技术支持，VMware vMotion是VMware专用技术，vMotion通过高速网络链接，作为虚拟机的迁移通道将虚拟机的内存、网络、存储等从源底层虚拟主机迁移至目标底层虚拟主机。vMotion技术原理见图2-3。

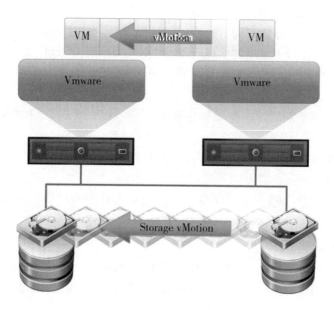

图 2-3 vMotion 技术原理

2.2.4.2 热迁移技术原理

在底层虚拟主机或虚拟化群集进行热迁移，热迁移技术将会把虚拟机的内存作为首要需要迁移的内容进行迁移。在内存迁移的过程中，会执行以下三个阶段。

（1）内存准备阶段。在进行转移前的内存迁移中，虚拟机管理程序通常在虚拟机仍在源底层虚拟主机上运行时将所有虚拟机内所有正在使用的内存页从源底层虚拟主机复制到目标底层虚拟主机。如果在此复制过程中某些内存页面发生更改，则会将新增加或被更改的内存标记为"dirty（脏）"，并对其进行重新复制，直到重新复制的页面内存的速率高于页面内存的更新率。

（2）内存停止复制阶段。在准备阶段之后，虚拟机在源底层虚拟主机上进行短暂挂起暂停，剩下的"dirty（脏）"页面内存将被复制到目标底层虚拟主机，同时虚拟机将在目标底层虚拟主机上进行挂起状态。在源底层虚拟主机上进行挂起暂停直至在目标底层虚拟主机上恢复虚拟机之间的时间称为"停机时间"，根据虚拟机上运行的内存和应用程序的大小，停机时间范围从几毫秒到几秒不等。

（3）内存迁移阶段。在挂起的情况下，虚拟机的执行状态（CPU 状态、寄存器内存等）将被传送至目标底层虚拟主机。然后，虚拟机将进行挂起恢复，同时源底层虚拟主机主动将剩余内存页面转移至目标底层虚拟主机。

2.2.5 服务器虚拟化的高可用性技术 - HA

2.2.5.1 什么是 HA（高可用性）

高可用性（high availability，HA）是一个架构内的系统性特征，其用意在于在系统架构内服务正常运行时间保证服务能有正常的运行水平,无论是软件架构还是硬件架构,现代化数据中心建设对高可用性依赖度非常高。通过对架构系统进行高可用性的设计,能为各种运行中发生的状况(如硬件故障、软件严重性错误等)进行保障,从而为整体架构争取宝贵的故障修复时间。

高可用性在设计时有三个原则:

(1)消除架构单点故障,在架构中建立冗余系统,实现架构中单点故障后服务依旧可用。

(2)冗余架构边界加固,冗余架构中进行跨架构切换或传输中,跨架构设备有可能会成为单点故障点,需要为其进行加固设计。

(3)故障发生自动检测,故障发生后能自主进行判断切换,并能告知用户故障内容。

2.2.5.2 虚拟化的高可用性

虚拟化架构可以实现高可用性,相对于传统架构的高可用性设计,虚拟化高可用性不仅可以从应用或服务进行保障,其最大的保障性是在为虚拟机提供高可用性。

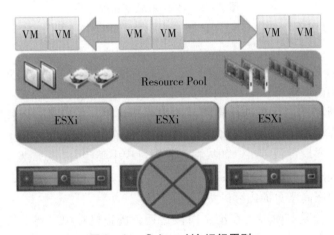

图2-4 vSphere HA 运行原则

在 VMware 的虚拟化架构中,vSphere HA 可以将虚拟机及其所驻留的底层虚拟主机集中在虚拟化群集内,从而为虚拟机提供高可用性。加入虚拟化群集中的底层虚拟主机均会受到监控,如果发生故障,在故障底层虚拟主机上运行的虚拟机将在其他底层虚拟主机上重新启动。vSphere HA 运行原则见图2-4。

2.2.5.3 vSphere HA 工作原理

在 VMware 虚拟化架构中,通过创建群集时启用 vSphere HA 功能,群集内会自动选择一台底层虚拟主机作为首选 HA 主机。首选 HA 主机可与 vCenter Server 进行通信,并监控所有受保护的虚拟机以及辅助主机的状态。当 vSphere HA 群集内的某个主机失去其管理网络连接及数据存储检测信号无响应,首选 HA 主机将会判定主机发生故障无法继续运行,同时启动 HA 机制,将虚拟机在备用 HA 主机上重新启动。底层虚拟主机可能会发生不同类型的主机故障,首选 HA 主机必须检测并相应地处理故障。首选 HA 主机必须能够区分故障主机与网络分区中的主机或已与网络隔离的主机。首选 HA 主机使用网络和数据存储检测信号确定故障的类型。

2.2.6 服务器虚拟化的自动资源平衡技术（DRS 技术）

在 VMware 虚拟化架构中,通过对热迁移技术调度,衍生出一种自动对群集内资源进行平衡调动的技术,称作 vSphere DRS 分布式资源调度技术。vSphere DRS 运行原则（1）见图 2-5。

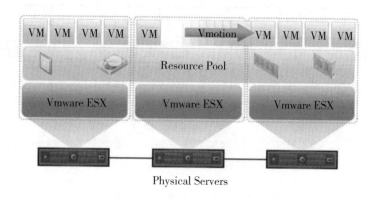

图 2-5　vSphere DRS 运行原则（1）

vSphere DRS 通过底层虚拟主机的监控,对虚拟机的资源使用情况进行记录分析,若发现群集内虚拟机数量、资源、利用率等不均衡的情况,根据配置好的触发条件及解决方案,将虚拟机平均分布在群集内的底层虚拟机主机,为虚拟化架构提供弹性资源利用特性,虚拟机可根据虚拟化群集内底层虚拟主机的资源利用状态,迁移至资源较为空闲的底层虚拟主机,平衡虚拟化群集中的资源利用状况。

2.3　任务实施

本项目将按照以下拓扑规划实施。通过以下任务实施,实现医疗中心医院服务器的统一管理,并在热迁移、故障切换等技术的支持下保障为客户提供高可用、不停机服务。

2.3.1　任务 1　为物理服务器安装虚拟化层软件

2.3.1.1　任务简介

在本任务中,通过使用 HPE 服务器自带的 IPMI 远程管理平台,为服务器挂载底层虚拟化系统 ESXi 安装镜像,并通过远程控制 KVM 方式安装 ESXi 虚拟化系统。

vSphere DRS 运行原则（2）见图 2-6。

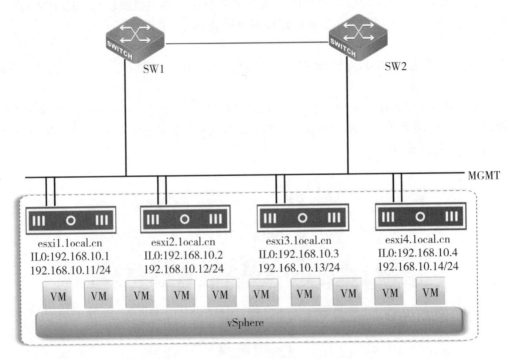

图 2-6　vSphere DRS 运行原则（2）

2.3.1.2　任务流程

（1）通过浏览器访问 HPE 服务器 IPMI 远程管理平台 iLO，并使用管理员账号进行登录，见图 2-7。

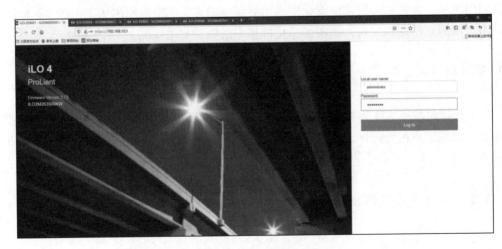

图 2-7　iLO 管理平台

第 2 章　医疗中心医院服务器虚拟化

（2）登入 iLO4 管理主界面，选择 HTML5 打开远程 KVM 控制平台，见图 2-8。

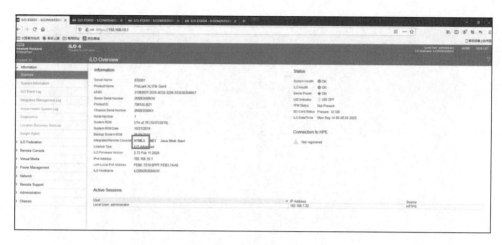

图 2-8　iLO 启动远程 KVM

（3）通过远程 KVM 界面挂载安装镜像，见图 2-9。

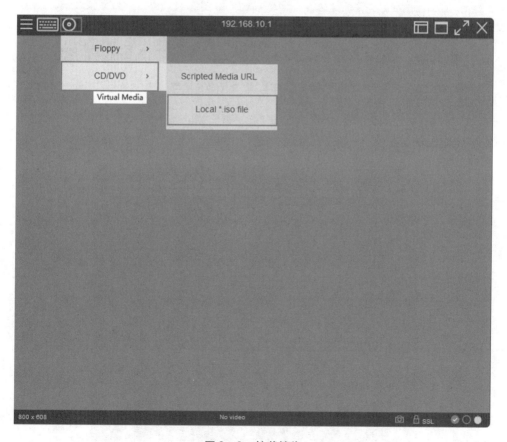

图 2-9　挂载镜像

（4）成功挂载镜像后打开服务器电源，见图2－10。

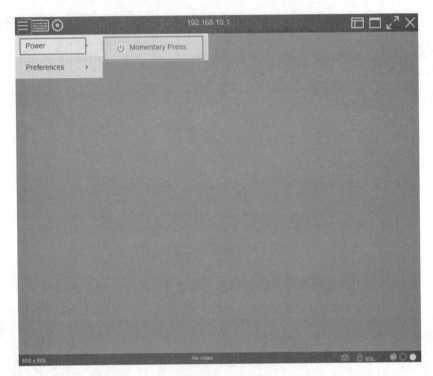

图2－10 远程KVM启动服务器

（5）开机后，于服务器BIOS自检期间，按下F11进入选择引导装置，选中iLO的虚拟光驱设备，见图2－11，按下回车进行引导。

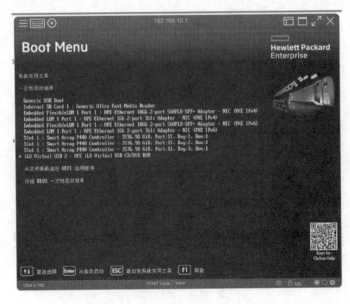

图2－11 通过iLO虚拟光驱进行引导

(6) 启动后显示 ESXi 安装程序则引导成功,见图 2-12。

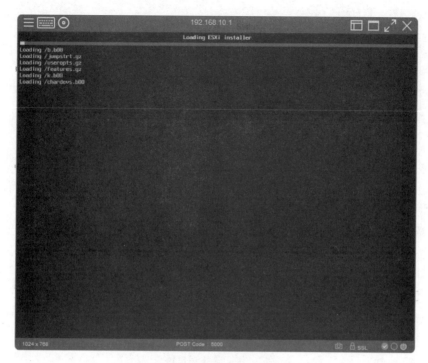

图 2-12 加载 ESXi 安装程序

(7) 稍等片刻后加载安装程序完成,按下回车继续安装,见图 2-13。

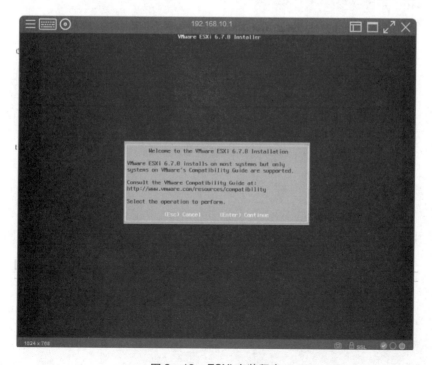

图 2-13 ESXi 安装程序

(8) 按下 F11 同意安装协议，见图 2-14。

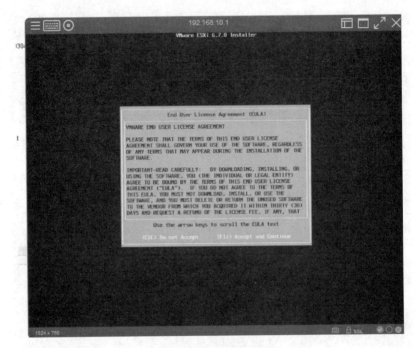

图 2-14　最终用户协议

(9) 进入主系统安装引导硬盘界面，安装程序自动扫描后选择需要安装主系统的硬盘，按下回车进行选择，见图 2-15。

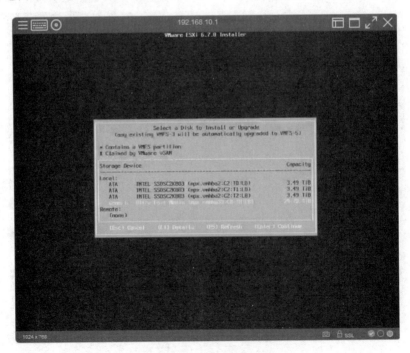

图 2-15　选择安装硬盘

第 2 章　医疗中心医院服务器虚拟化

（10）进入选择键盘制式界面，默认使用 US Default，见图 2-16，按下回车继续安装。

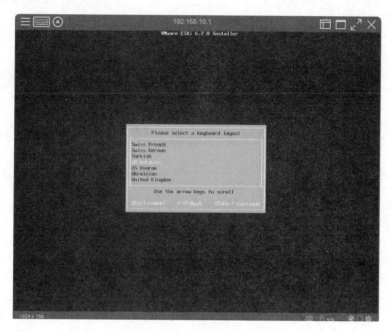

图 2-16　选择键盘制式

（11）进入设置密码界面，输入符合系统要求的密码，按下回车继续安装，见图 2-17。

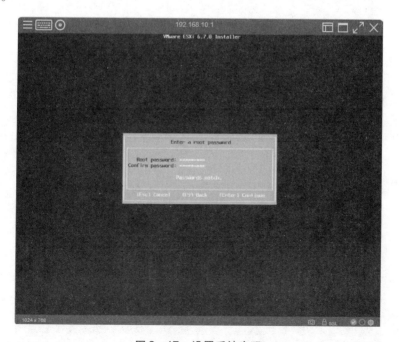

图 2-17　设置系统密码

(12)进入确认安装界面,确认配置无误后,按下 F11 进行安装,见图 2-18。安装完毕后提示需要重启,按下回车重启。

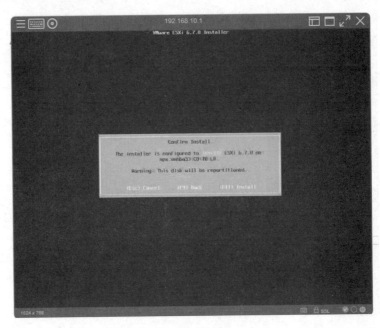

图 2-18　确认安装

(13)服务器重启完毕后进入 ESXi DCUI 交互界面,按下 F2 进入配置界面,使用管理员账号登入,见图 2-19。

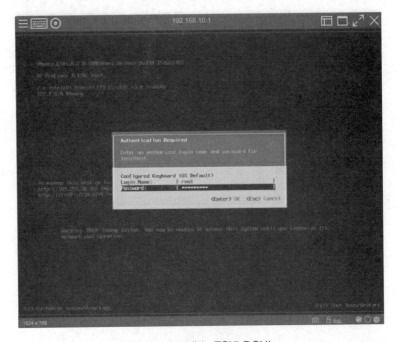

图 2-19　登入 ESXi DCUI

第 2 章 医疗中心医院服务器虚拟化

（14）进入 ESXi 配置界面后，为 ESXi 主机配置 IP 地址及 DNS，选择"Configure Management Network——>IPV4 Configuration"选项配置 IPV4 地址，见图 2–20。

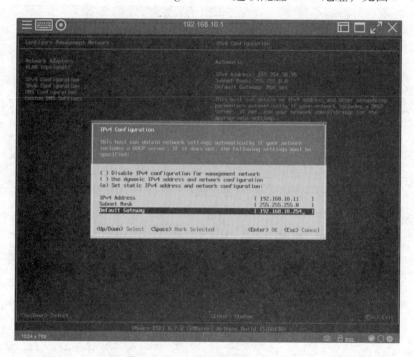

图 2–20 配置 ESXi IPV4 地址

（15）选择 DNS Configuration 配置 ESXi DNS 服务器与主机前缀，见图 2–21。

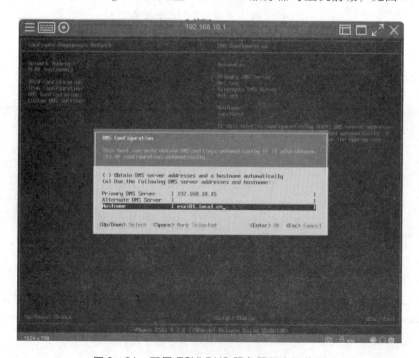

图 2–21 配置 ESXi DNS 服务器及主机前缀

(16) 选择 IPV6 Configuration，配置 ESXi 不使用 IPV6 地址，见图 2-22。

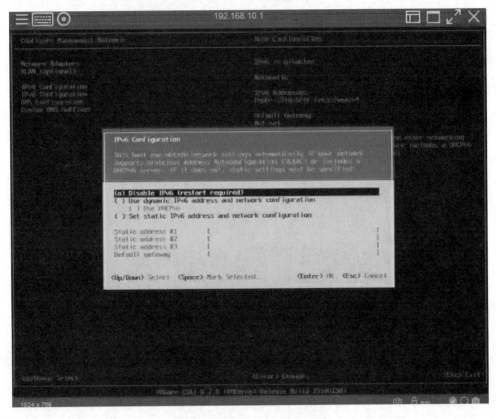

图 2-22　关闭 ESXi IPV6 支持

(17) 关闭了 ESXi 主机 IPV6 的管理网络，系统需要重启主机，选择"Yes"，见图 2-23。

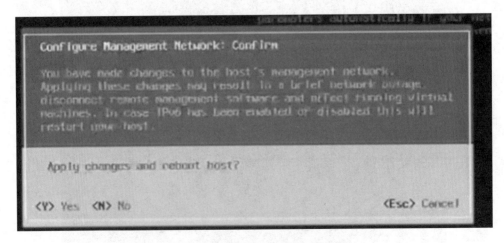

图 2-23　关闭 IPV6 系统要求重启

第 2 章　医疗中心医院服务器虚拟化

（18）服务器重启完毕后，即可通过网页进行访问 ESXi Web 管理界面，使用管理员账户登录后可进入 Web 管理平台，见图 2-24，其余节点均按照以上步骤进行安装配置。

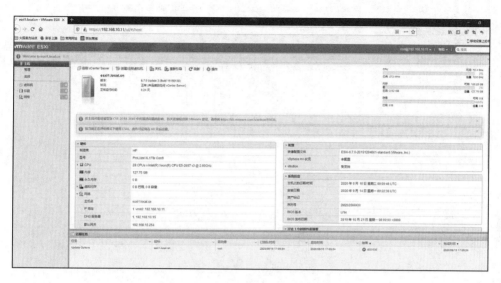

图 2-24　ESXi Web 管理平台界面

2.3.2　任务 2　为物理服务器安装虚拟化纳管中心

2.3.2.1　任务简介

在本任务中，通过部署 DNS 服务器为 vCenter Server 提供域名解析服务，使用 VCSA 部署方案为 vSphere 虚拟化架构部署 vCenter Server 服务器，同时为虚拟化架构环境建立数据中心与群集，并将主机添加进群集内。

2.3.2.2　任务流程

（1）为 DNS 服务器部署 DNS 服务，启动服务器添加角色与功能向导，选择"基于角色或基于功能的安装"，见图 2-25，完成点击"下一步"。

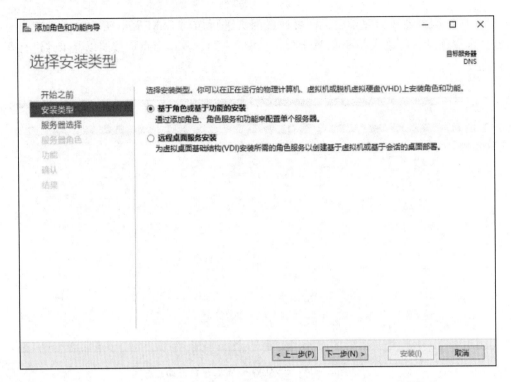

图2-25 启动添加角色与功能向导

（2）选择目标服务器，默认只有一台服务器，点击"下一步"，见图2-26。

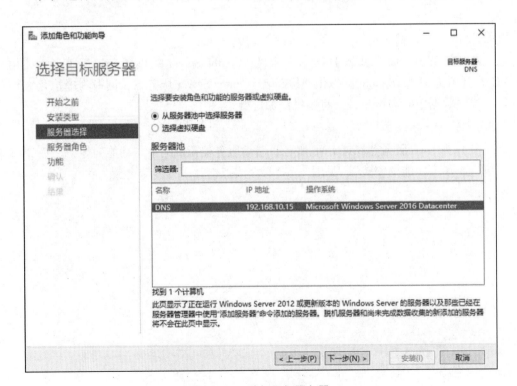

图2-26 选择目标服务器

第 2 章　医疗中心医院服务器虚拟化

（3）选择服务器角色，添加 DNS 服务器，见图 2-27，完成后点击左侧"确认"项。

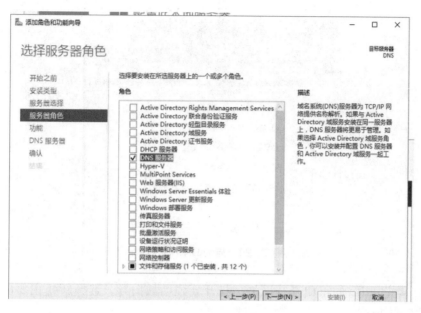

图 2-27　添加 DNS 服务器角色

（4）在确认界面，确认需要添加功能无误后，点击"安装"进行配置，见图 2-28。

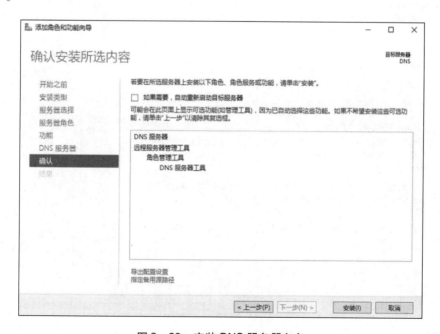

图 2-28　安装 DNS 服务器角色

(5) DNS 服务安装完成后需要配置,通过仪表板——>工具——> DNS 打开 DNS 管理器,见图 2-29。

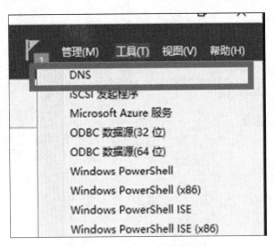

图 2-29 启动 DNS 管理器

(6) 配置 DNS 的正向查找区域,打开新建区域向导,选择新建主要区域,见图 2-30,完成后点击"下一步"。

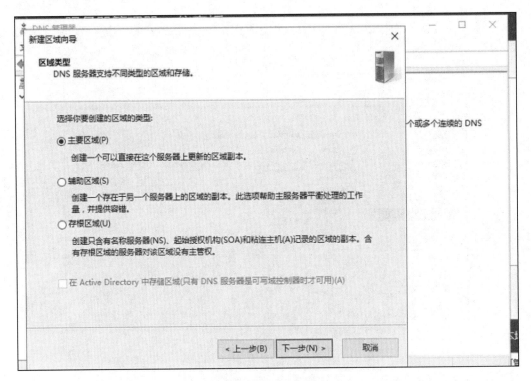

图 2-30 新建 DNS 主要区域

(7) 输入 DNS 的区域名称，见图 2-31，完成后点击"下一步"。

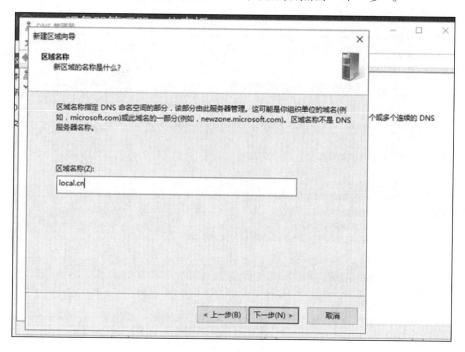

图 2-31　新建 DNS 域名

(8) 进入区域文件向导，使用默认的区域文件名称，见图 2-32，点击"下一步"。

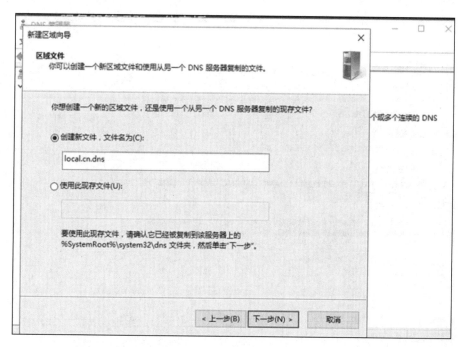

图 2-32　区域文件名称

(9)正向解析区域设置为不允许动态更新,见图2-33,完成后点击"下一步"完成正向解析设置。

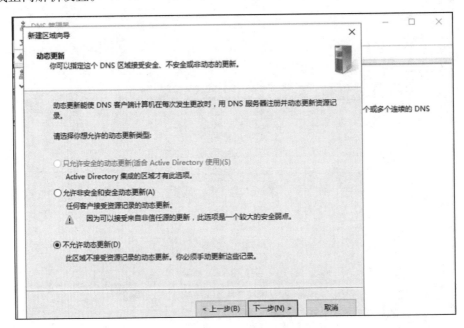

图2-33 配置正向解析区域动态更新功能

(10)配置DNS的反向查找区域,打开新建区域向导,选择新建主要区域,见图2-34,完成后点击"下一步"。

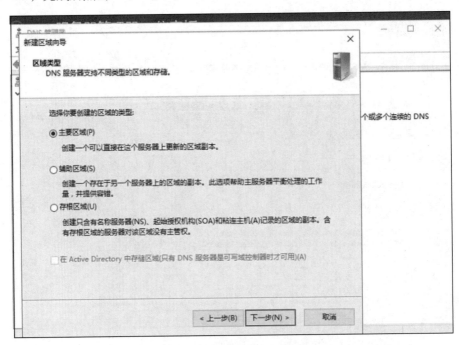

图2-34 新建反向查找主要区域

(11) 反向查找区域名称选择 IPV4 反向查找区域,见图 2-35,完成后点击"下一步"。

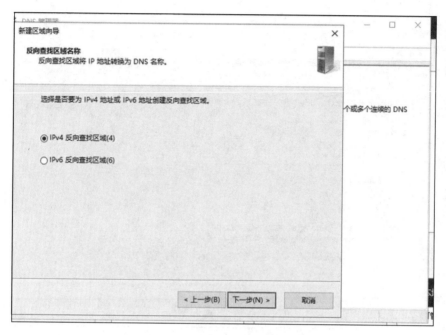

图 2-35　反向查找区域名称配置

(12) 输入反向查找区域网络 ID,内容为需要反向解析的区域段落 IP,见图 2-36,完成后点击"下一步"。

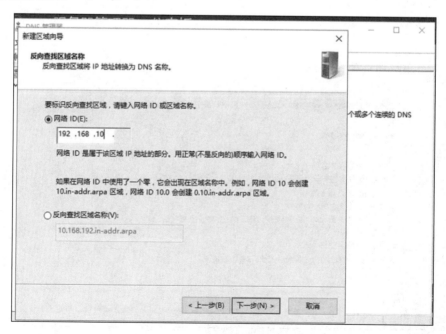

图 2-36　反向查找区域网络 ID

（13）配置反向查找区域文件名称，使用默认文件名，见图 2-37，点击"下一步"。

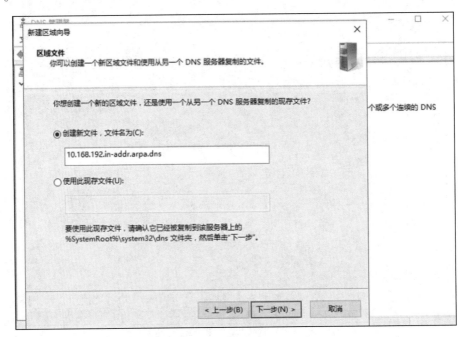

图 2-37　反向查找区域文件名称

（14）反向解析区域设置为不允许动态更新，见图 2-38，完成后点击"下一步"完成反向解析设置。

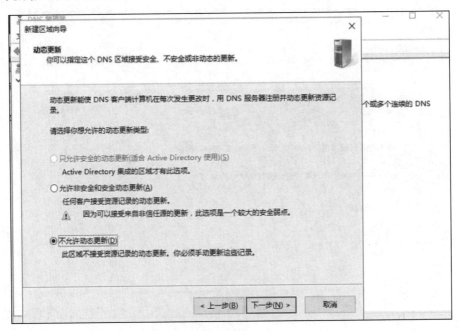

图 2-38　反向查找区域动态更新配置

（15）为正向查找和反向查找区域添加新的主机记录，见图 2-39、图 2-40。

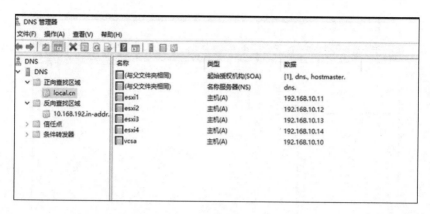

图 2-39　正向查找主机记录

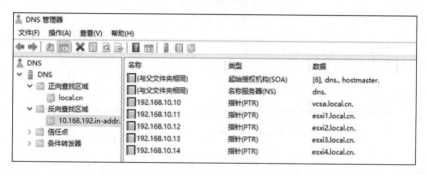

图 2-40　反向查找主机记录

（16）挂载 VCSA 安装介质，进入 vcsa-ui-installer-Win32 目录，打开 installer 程序启动安装程序，见图 2-41。

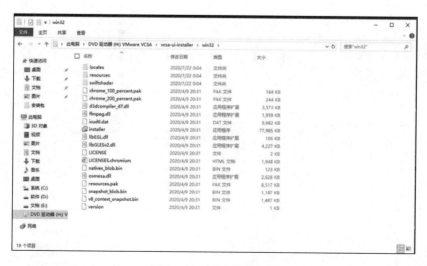

图 2-41　VIM 安装程序

(17)进入安装程序,点击右上角更改语言为中文后点击"安装",见图2-42。

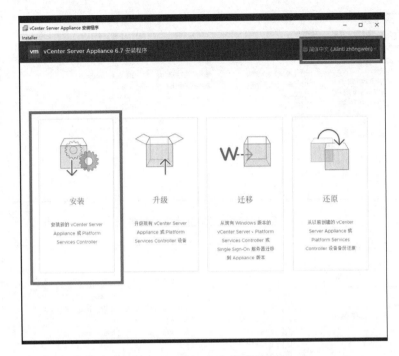

图2-42 vCenter 部署安装程序

(18)启动安装界面,点击"下一步",见图2-43。

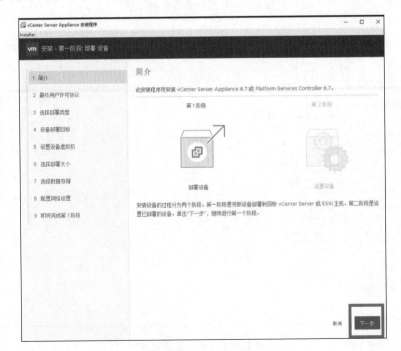

图2-43 vCenter 部署简介

(19)同意最终用户协议,选择"我接受许可协议条款",见图2-44,点击"下一步"。

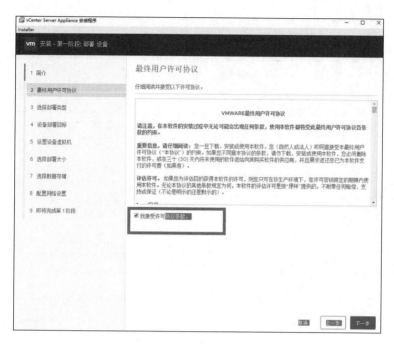

图2-44 同意最终用户协议

(20)选择部署类型,使用"嵌入式 Platform Services Controller"类型,见图2-45,完成后点击"下一步"。

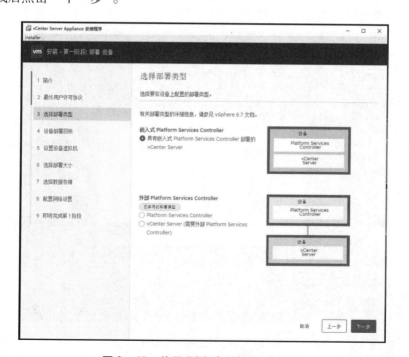

图2-45 使用 PSC 类型部署 vCenter

(21)选择设备部署目标,填写部署 vCenter 的目标 ESXi 主机的 IP、管理员账户及 HTTPS 端口,见图 2-46,完成后点击"下一步"。

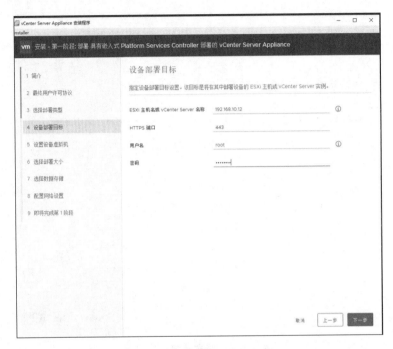

图 2-46　部署目标 ESXi 主机

(22)出现链接证书警告,见图 2-47,点击"是",接受证书继续安装。

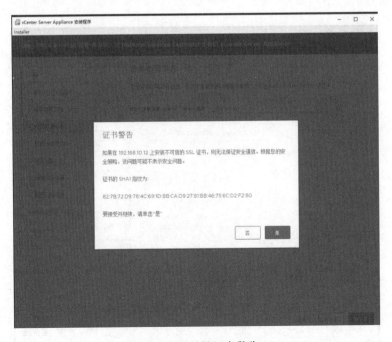

图 2-47　链接证书警告

(23) 设置设备虚拟机，输入部署 vCenter 的虚拟机名称和 root 账号密码，见图 2-48，完成后点击"下一步"。

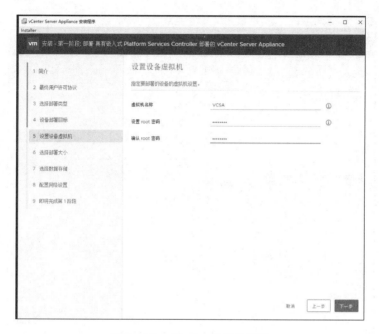

图 2-48　vCenter 虚拟机配置

(24) 选择部署大小，使用小型或中型部署大小，存储大小为默认，见图 2-49，完成后点击"下一步"。

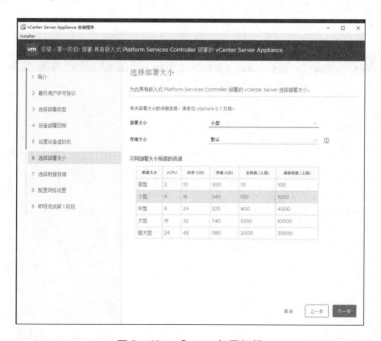

图 2-49　vCenter 部署规模

(25) 选择数据存储，选择 vCenter 虚拟机需要安装到的硬盘，并勾选"启用精简磁盘模式"选项。见图 2-50，完成后点击"下一步"。

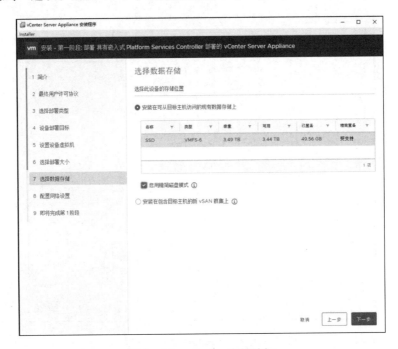

图 2-50　vCenter 存储选择

(26) 配置网络设置，为 vCenter 配置 IP、FQDN（完全唯一指定域名）、DNS 服务器等，见图 2-51，完成后点击"下一步"。

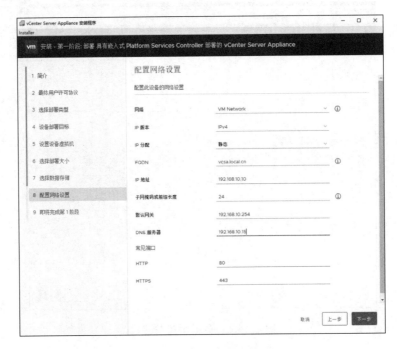

图 2-51　vCenter 网络配置

(27) 确认安装配置，无误后点击"完成"进行第一阶段安装，见图2-52。

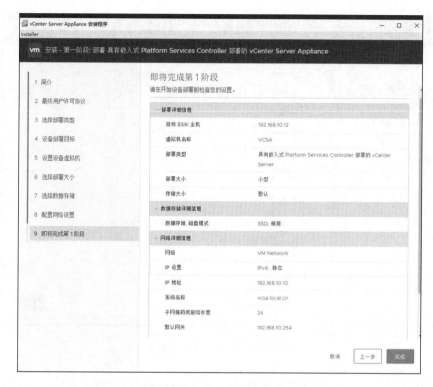

图2-52　第一阶段安装确认

(28) 第一阶段完成安装后，进入第二阶段配置，见图2-53。

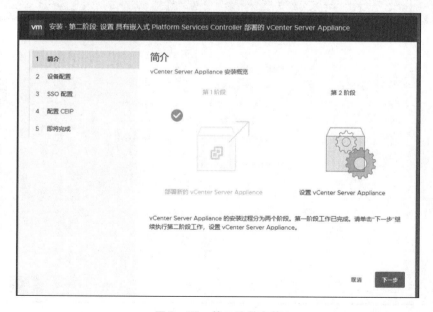

图2-53　第二阶段安装

（29）检查设备配置是否有误，确认完毕后点击"下一步"，见图2-54。

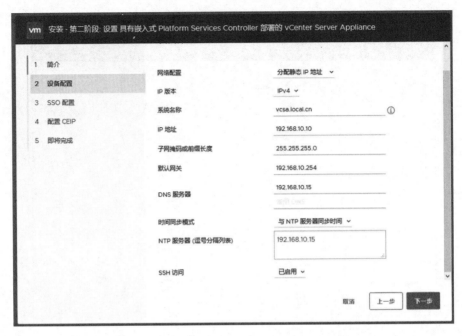

图2-54　第二阶段设备配置

（30）配置SSO，选择创建新SSO域，配置SSO域名及管理员密码，见图2-55，完成后点击"下一步"。

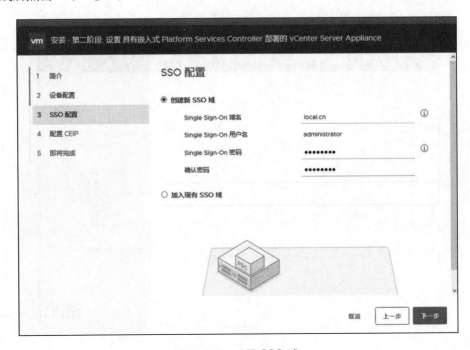

图2-55　配置SSO域

第 2 章　医疗中心医院服务器虚拟化

(31) 可选加入或取消加入 CEIP 计划，见图 2-56，完成后点击"下一步"。

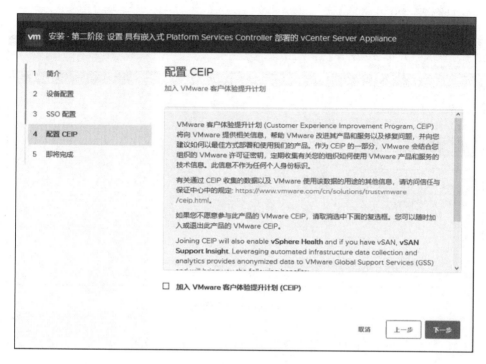

图 2-56　CEIP 配置

(32) 检查配置是否有误，点击"完成"进行安装，警告提示点击"确定"进行第二阶段安装，见图 2-57。

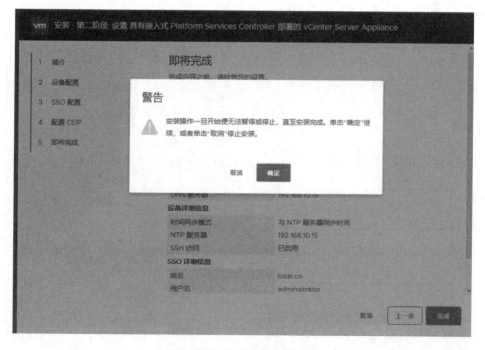

图 2-57　第二阶段确认安装

47

（33）安装完成后即可使用浏览器打开 vCenter 管理界面，选择 HTML5 进入管理平台，见图 2-58。

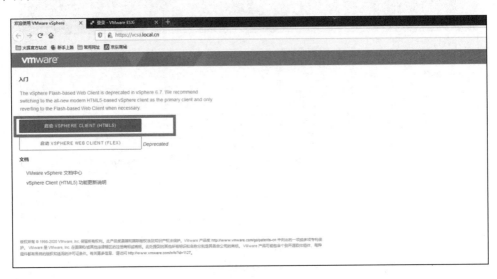

图 2-58　进入 vCenter 管理平台（HTML5）

（34）使用 SSO 域管理员账户登入 vCenter，见图 2-59。

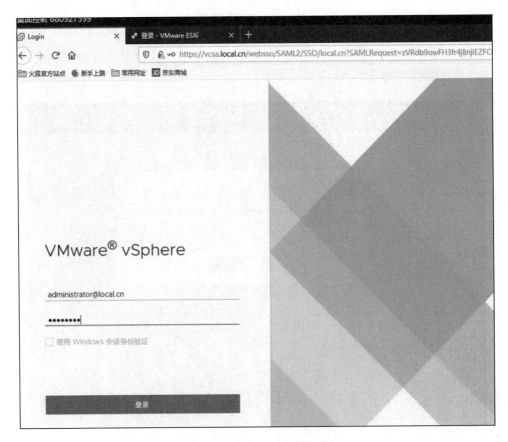

图 2-59　登入 vCenter 管理员

(35）进入 vCenter 管理平台，右键 vCenter 位置，启动新建数据中心向导，见图 2-60。

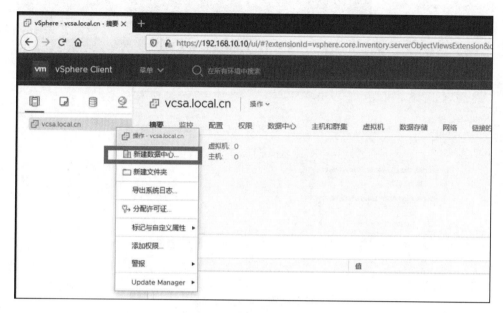

图 2-60　新建数据中心

(36）为数据中心输入名字，见图 2-61，完成后点击"确定"。

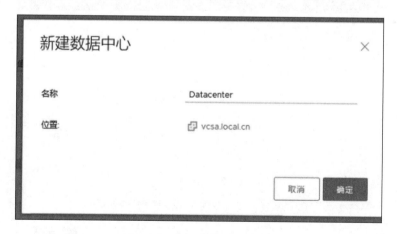

图 2-61　设置数据中心名称

(37) 右键 Datacenter 数据中心,点击"新建群集",见图 2-62。

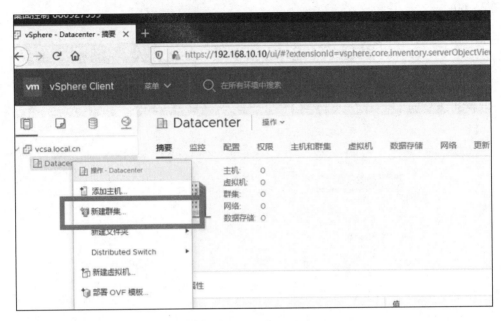

图 2-62 新建主机群集

(38) 设置好群集名称,其余功能使用默认值,见图 2-63,完成后点击"确定"。

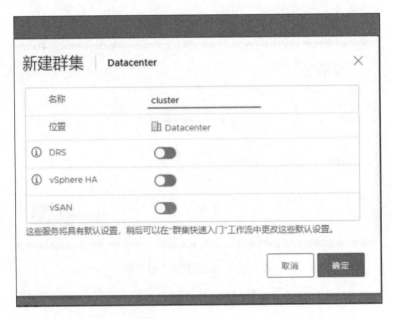

图 2-63 设置主机群集

(39) 右键 Cluster 群集,点击"添加主机",启动添加主机向导,向导内填入主机 FQDN 或 IP 地址进行连接,如所有主机管理员密码一致,可勾选"对所有主机使用相同凭据"批量添加,见图 2-64,完成后点击"下一步"。

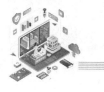

图 2-64　为群集添加主机

（40）添加时显示安全警示,勾选全选进行批量确认,见图 2-65,点击"确定"继续添加。

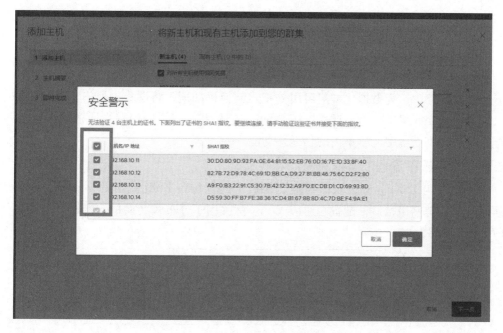

图 2-65　批量确认安全警示

（41）查看主机摘要，确认无误后点击"下一步"，见图2-66。

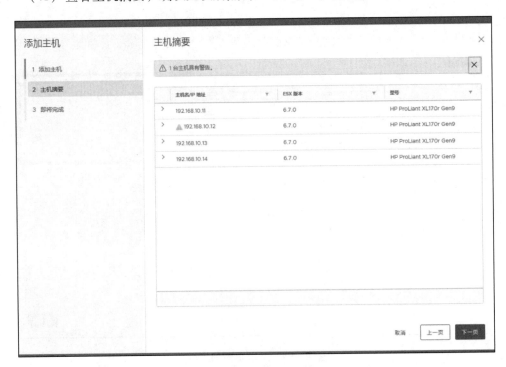

图2-66　确认主机摘要

（42）完成添加主机，点击"完成"进行添加。

2.3.3　任务3　实现服务器虚拟化的热迁移技术

2.3.3.1　任务简介

在本任务中，为虚拟化群集启用分布式交换机功能，将群集内所有ESXi主机加入至分布式交换机中，为热迁移启用vMotion流量并配置专门的网络通道进行流量匹配。应用并测试虚拟化群集内的热迁移功能。

2.3.3.2　任务流程

（1）在与ESXi主机级联的物理交换机上配置每台ESXi主机的vmnic2、vmnic3所对应的物理网络接口，配置相对应VLAN网关用于分布式交换机的网络，见图2-67、图2-68。

```
LSW1(config)# vlan 3999
LSW1(vlan-3999)# name vmotion
LSW1(vlan-3999)# tagged A21-A22,B1-B4,D21-D22
LSW1(vlan-3999)# ip add 10.0.1.254 255.255.255.0
LSW1(vlan-3999)# jumbo
LSW1(vlan-3999)#
```

图2-67　用于分布式交换机的网络配置#1

```
LSW1(vlan-4000)# ip add 10.0.0.254 255.255.255.0
LSW1(vlan-4000)# tagged b1-b4
LSW1(vlan-4000)# name vsan
LSW1(vlan-4000)# tagged a21-a22
LSW1(vlan-4000)# tagged d21-d22
```

图2-68 用于分布式交换机的网络配置#2

（2）进入 vSphere Client 的网络界面，右键 Datacenter 数据中心，选择 Distributed Switch——>新建 Distributed Switch 启动分布式交换机的新建向导，见图2-69。

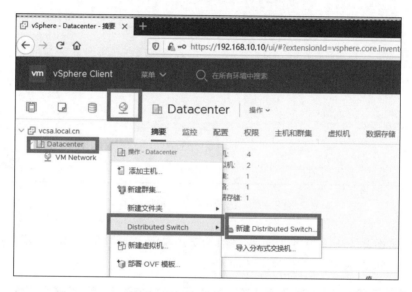

图2-69 新建分布式交换机

（3）输入分布式交换机的名称和位置，见图2-70，完成后点击"下一步"。

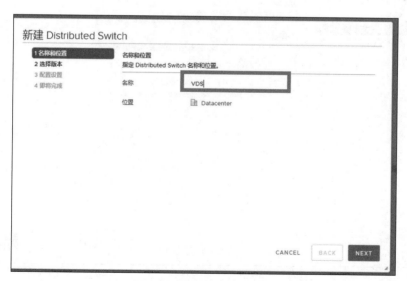

图2-70 指定分布式交换机名称及位置

（4）选择分布式交换机版本为 6.6.0，见图 2-71，完成后点击"下一步"。

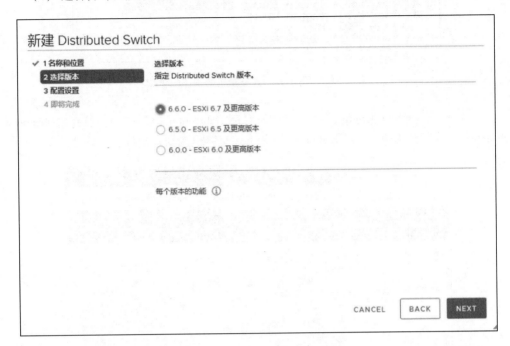

图 2-71　选择分布式交换机版本

（5）配置设置中，更改上行链路数为 2，取消"创建默认端口组"选项，见图 2-72，完成后点击"下一步"。

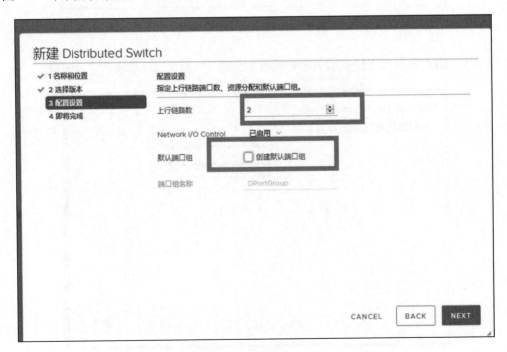

图 2-72　分布式交换机配置

第 2 章 医疗中心医院服务器虚拟化

（6）确认参数配置无误后，点击"完成"进行新建，见图 2-73。

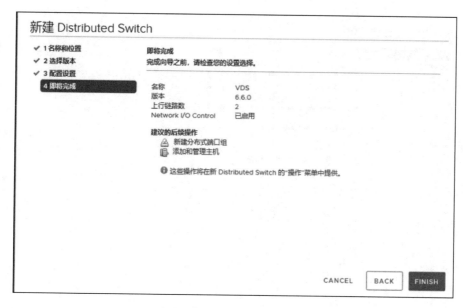

图 2-73　确认分布式交换机参数

（7）右键分布式交换机 VDS，选择"添加和管理主机"，启动向导，见图 2-74。

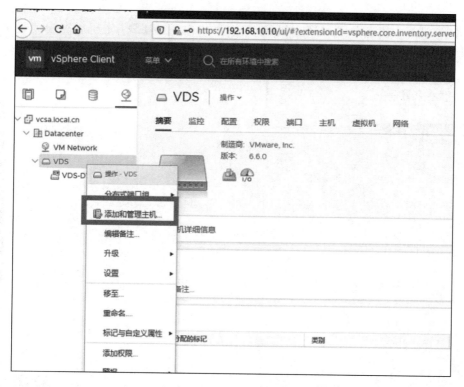

图 2-74　启动添加和管理主机

(8) 选择"添加主机",完成后点击"下一步",见图2-75。

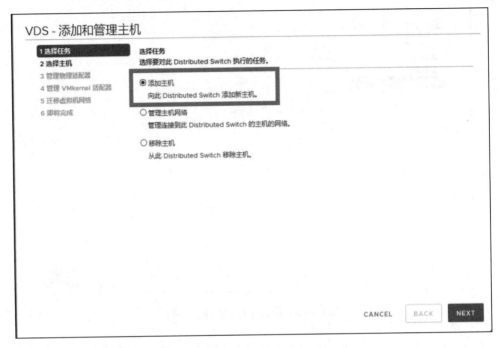

图2-75 启动添加主机向导

(9) 选择主机点击"+新主机",勾选群集内所有 ESXi 主机后点击"确定",见图2-76,添加后点击"下一步"。

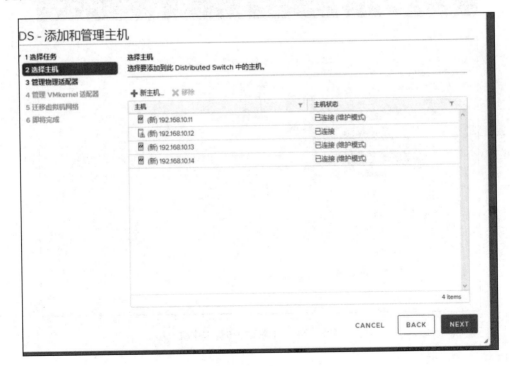

图2-76 添加新主机

（10）管理物理适配器为每台 ESXi 的上行链路分配 vmnic2 及 vmnic3 适配器，分配适配器见图 2-77 至图 2-79，完成后点击"下一步"。

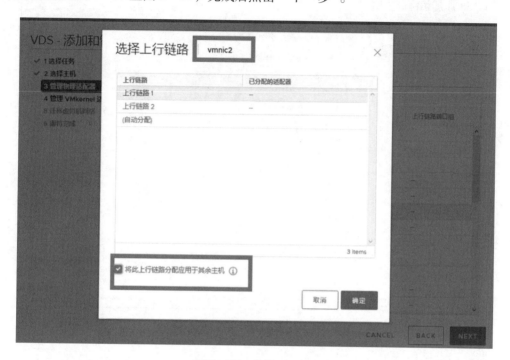

图 2-77　分配 vmnic2

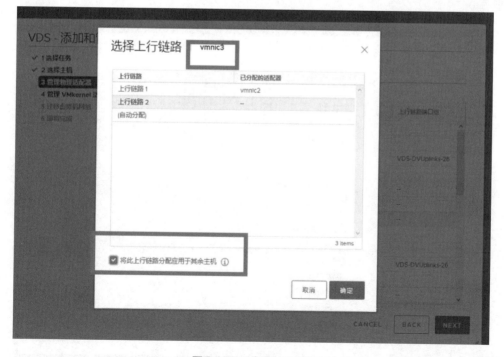

图 2-78　分配 vmnic3

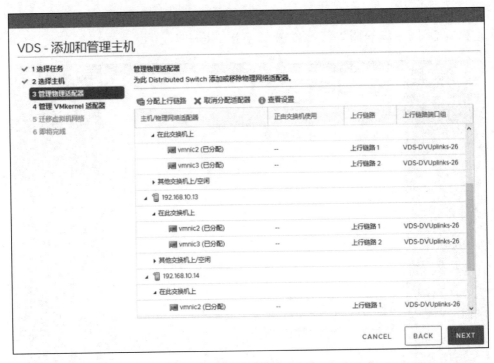

图 2-79　确认 vmnic 主机适配器分配

（11）配置管理 VMkernel 适配器，使用默认配置即可，见图 2-80，点击"下一步"。

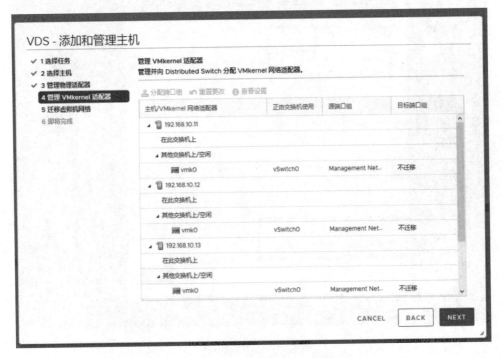

图 2-80　使用默认 VMkernel 适配器

(12)迁移虚拟机网络,默认不需要配置,点击"下一步"。完成配置前确保主机正确,见图 2-81,点击"完成"进行添加。成功添加后界面见图 2-82。

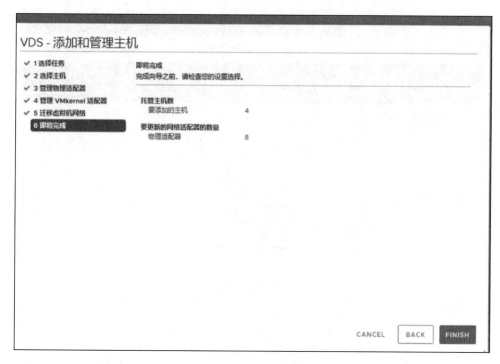

图 2-81　确认主机正确添加

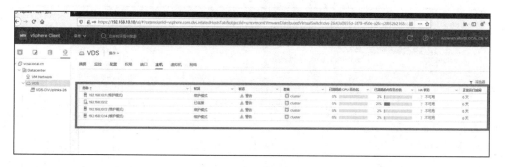

图 2-82　分布式交换机状态

（13）为分布式交换机添加两个分布式端口组，右键 VDS——分布式端口组——新建分布式端口组。见图 2-83。

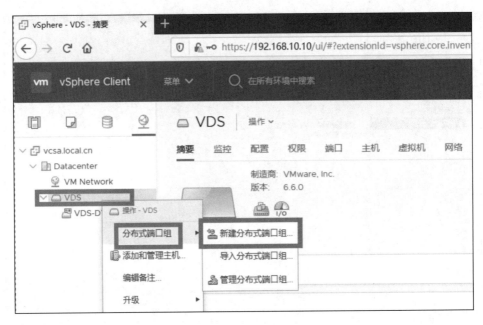

图 2-83 新建分布式端口组向导

（14）为分布式端口组输入名字，见图 2-84，完成后点击"下一步"。

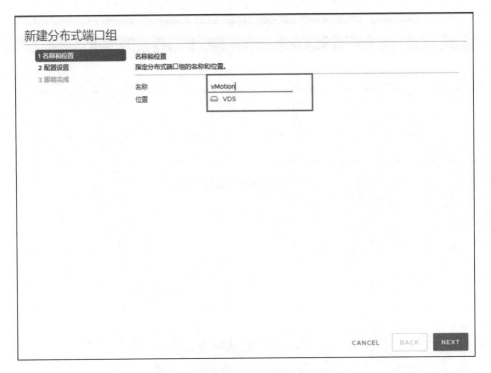

图 2-84 新建分布式端口组名称

（15）配置端口组参数，设置 VLAN 类型，VLAN ID 为 3999，勾选"自定义默认策略配置"。见图 2-85，完成后点击"下一步"。

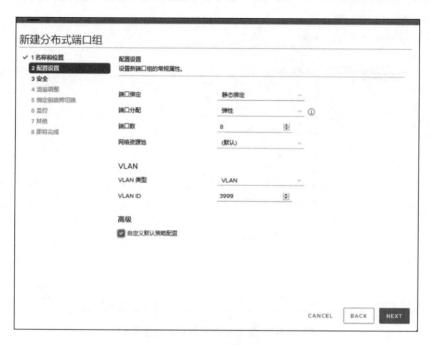

图 2-85　配置分布式端口组参数

（16）配置安全策略，混杂模式设置拒绝，MAC 地址更改与伪传输设置接受。见图 2-86，完成后点击"下一步"。

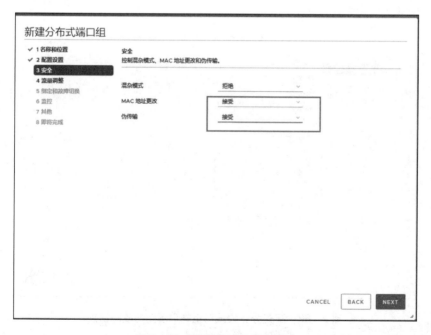

图 2-86　配置端口组安全模式

（17）配置流量策略为禁用，见图2-87，完成点击"下一步"。

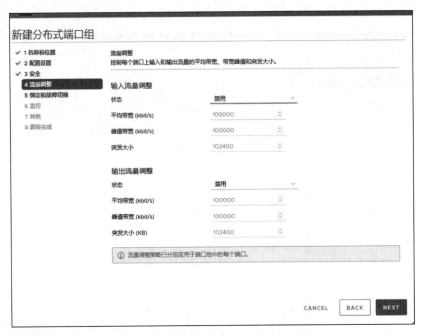

图2-87　配置分布式端口组流量策略

（18）配置绑定与故障切换，网络故障检测设置为信标探测，上行链路配置为活动及备用各一条。见图2-88，完成后点击"下一步"。

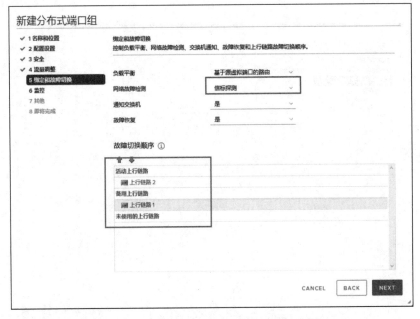

图2-88　配置分布式端口组端口绑定与故障切换

（19）配置 NetFlow 为禁用，见图 2-89，完成后点击"下一步"。

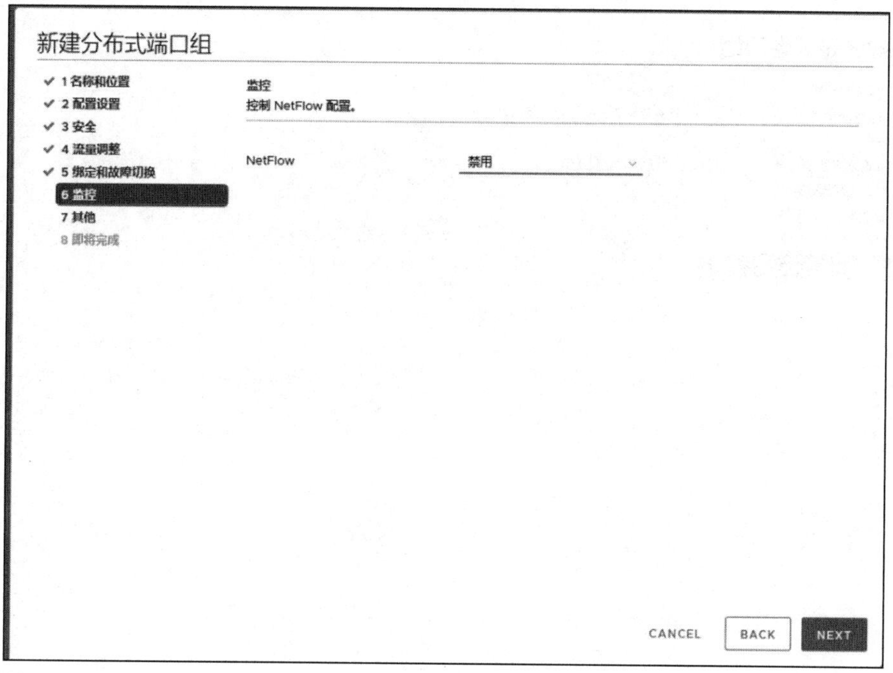

图 2-89　禁用 NetFlow 功能

（20）配置接口配置为禁用，见图 2-90，完成点击"下一步"。

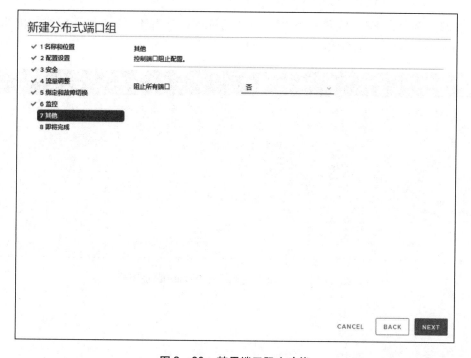

图 2-90　禁用端口阻止功能

(21) 确认分布式端口组配置无误后点击"确定"进行新建，见图 2-91。

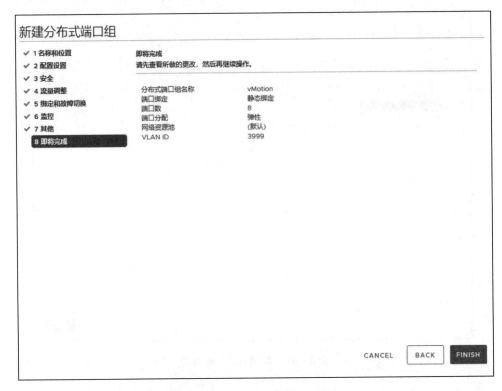

图 2-91　确认分布式端口组参数

(22) 为每台 ESXi 配置一个 VMkernel 适配器，选择 ESXi 主机 - 配置 - 网络 - VMkernel 适配器 - 添加网络，见图 2-92。

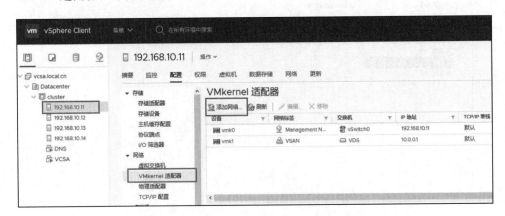

图 2-92　为 ESXi 主机添加 VMkernel 适配器

(23) 添加网络向导中,选择"VMkernel 网络适配器",见图 2-93,完成后点击"下一步"。

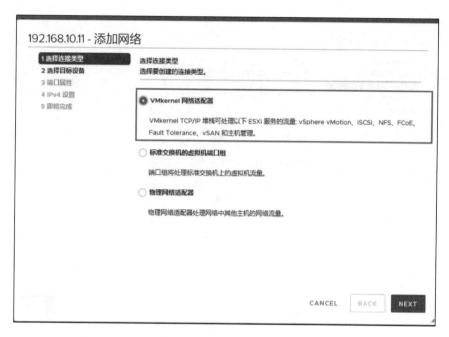

图 2-93　选择添加 VMkernel 适配器

(24) 目标设备选择现有网络,点击浏览选择 vMotion 端口组,见图 2-94,完成后点击"下一步"。

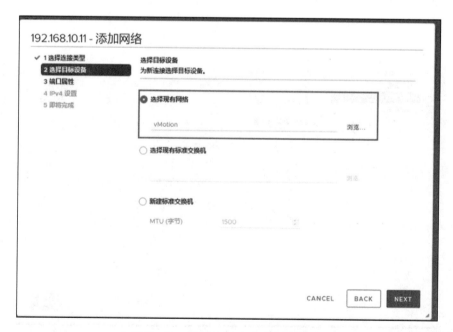

图 2-94　选择 VMkernel 使用的网络

（25）端口属性中，在"已启用的服务"中勾选"vMotion"，见图 2-95，完成后点击"下一步"。

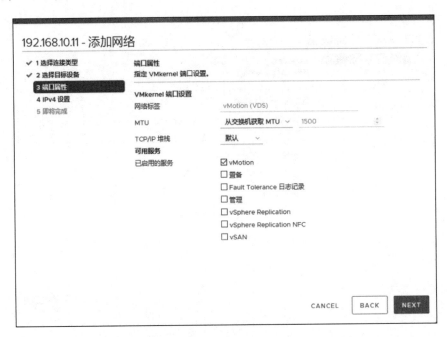

图 2-95　启用 vMotion 服务

（26）为 VMkernel 配置 IP 地址、网关、DNS，勾选"替代此适配器的默认网关"。见图 2-96，完成后点击"下一步"。

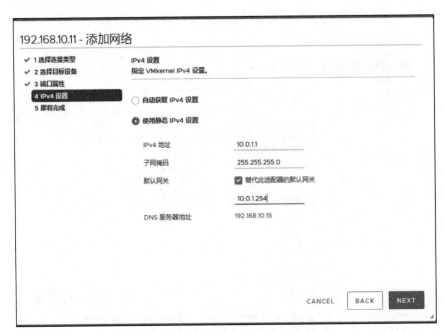

图 2-96　配置 VMkernel 网络参数

(27) 确认 VMkernel 配置参数无误后,见图 2-97,点击"完成"进行添加。群集内其余的 ESXi 参照以上步骤逐一进行 VMkernel 添加。

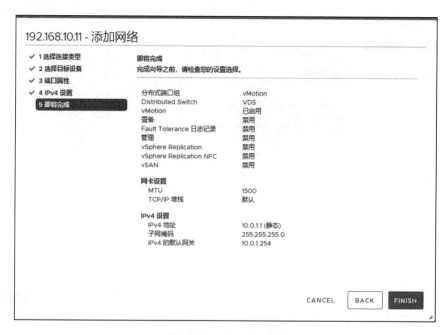

图 2-97　确认 VMkernel

(28) VMkernel 配置完成后,测试群集内热迁移功能,在群集内选择一个已经开机的虚拟机,右键选择迁移,见图 2-98。

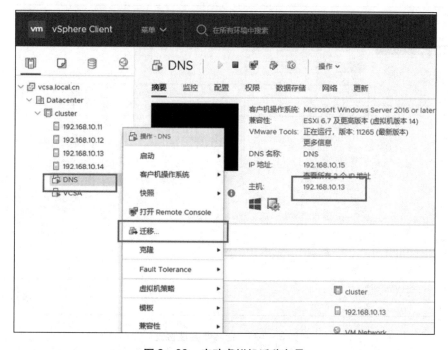

图 2-98　启动虚拟机迁移向导

（29）为虚拟机迁移选择"仅更改计算资源"，见图 2-99，完成后点击"下一步"。

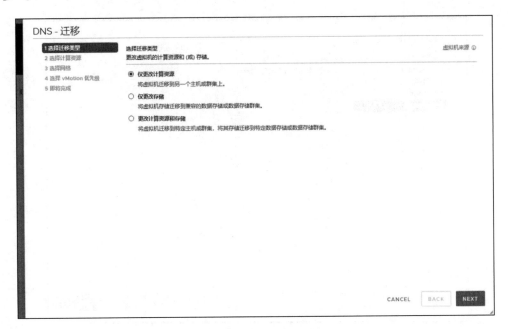

图 2-99　迁移计算资源

（30）选择其中一台 ESXi 作为目标迁移主机，向导会自动检测迁移是否合规，见图 2-100，兼容性检查成功后点击"下一步"。

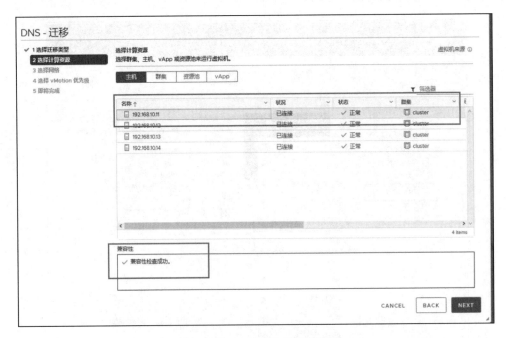

图 2-100　迁移兼容性检查

（31）选择虚拟机源网络与目标网络，确保迁移后网络一致，见图 2 – 101，完成后点击"下一步"。

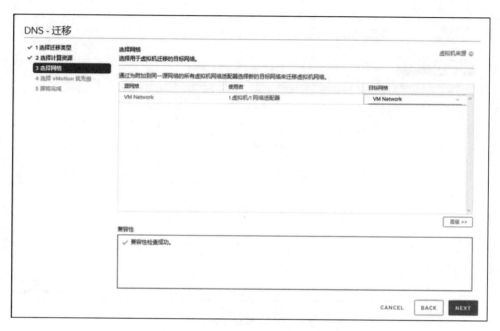

图 2 – 101　迁移源网络与目标网络

（32）选择 vMotion 优先级为"安排优先级高的 vMotion"，见图 2 – 102，完成后点击"下一步"。

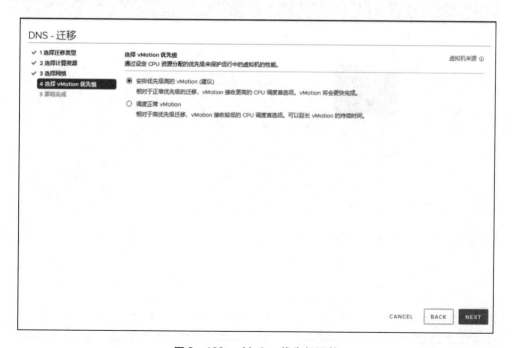

图 2 – 102　vMotion 优先级调整

（33）确认迁移信息，见图2－103，无误后点击"FINISH"开始进行迁移任务。

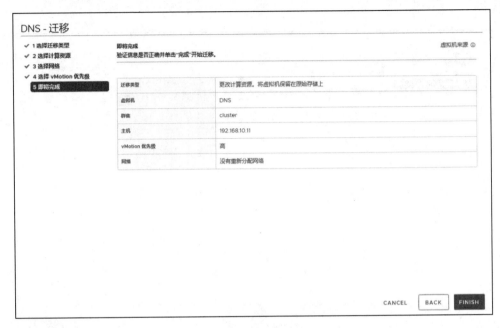

图2－103　确认迁移信息

（34）虚拟机在迁移任务完成后，查看宿主机IP是否有所改变，见图2－104，若有改变至迁移后的目标ESXi主机，则热迁移功能可用。

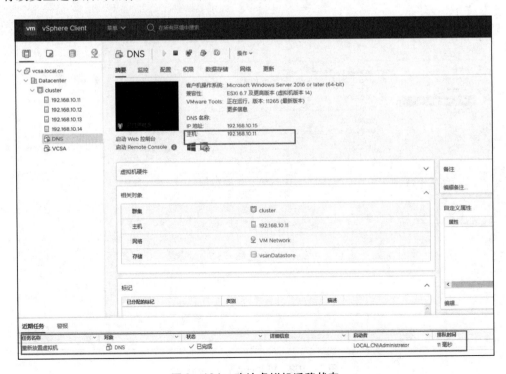

图2－104　确认虚拟机迁移状态

2.3.4 任务4 实现服务器虚拟化的高可用性技术 – HA

2.3.4.1 任务简介

在本任务中，为虚拟化群集启用高可用性功能，为群集配置故障响应策略，配置群集内故障切换主机。配置完成后测试高可用性功能。

2.3.4.2 任务流程

（1）在 vSphere Client 界面选择群集——配置——vSphere 可用性，见图 2 – 105，点击"编辑"进入向导。

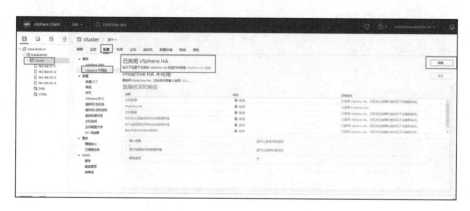

图 2 – 105　配置 vSphere 高可用性

（2）默认情况下高可用性功能并未开启，勾选"vSphere HA"启用高可用性功能，见图 2 – 106。

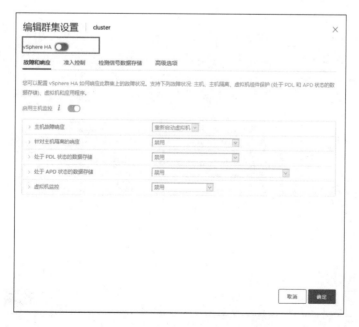

图 2 – 106　启用 vSphere HA

（3）启用主机监控，故障响应设置为"重新启动虚拟机"，见图2-107。

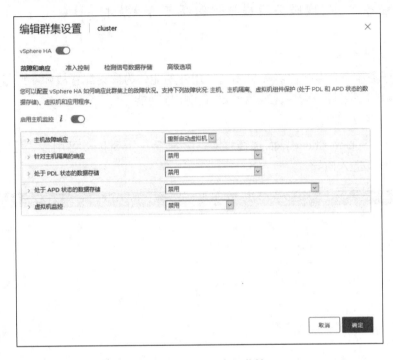

图2-107 配置主机监控

（4）点击"准入控制"，配置群集允许的主机故障数目为1，见图2-108，完成后点击"确定"。

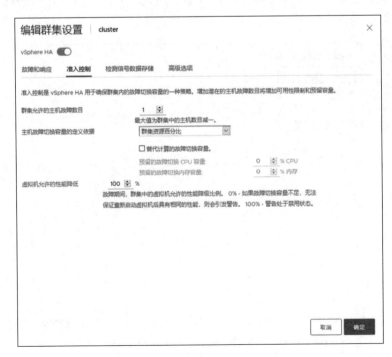

图2-108 配置HA准入控制

第 2 章　医疗中心医院服务器虚拟化

（5）vSphere HA 将会同时在群集内多台 ESXi 主机上进行配置，见图 2-109。在实施模拟故障测试前，必须等待任务完成后方可进行测试。

图 2-109　配置 vSphere HA 任务状态

（6）等待 vSphere HA 配置任务执行完成后，开始进行高可用性模拟故障测试，将正在有运行虚拟机的 ESXi 重新引导，虚拟机自动在其他 ESXi 主机上进行重启，群集将记录此次的 vSphere HA 故障切换行为，见图 2-110。

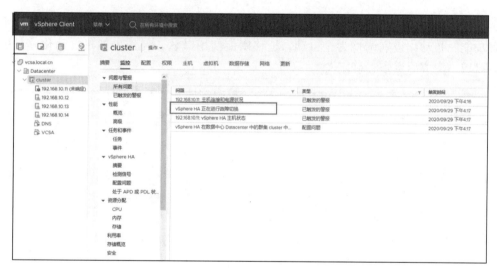

图 2-110　vSphere HA 故障切换记录

2.3.5　任务 5　实现服务器虚拟化的自动资源平衡技术

2.3.5.1　任务简介

在本任务中，为虚拟化群集启用自动资源平衡功能，配置自动资源平衡阈值，测试自动资源分配功能。

2.3.5.2　任务流程

（1）在 vSphere Client 界面选择群集——配置——vSphere DRS，见图 2-111，点击"编辑"进入向导。

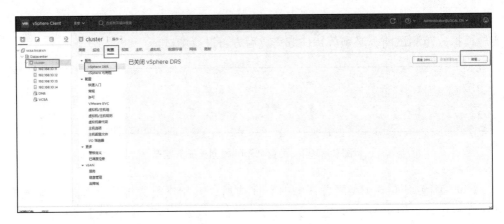

图 2-111 启动 vSphere DRS 向导

（2）vSphere DRS 功能默认为关闭状态，勾选"vSphere DRS"启用自动资源平衡功能，自动化级别调整为全自动，迁移阈值使用默认，勾选虚拟机自动化。见图 2-112，完成后点击"确定"。

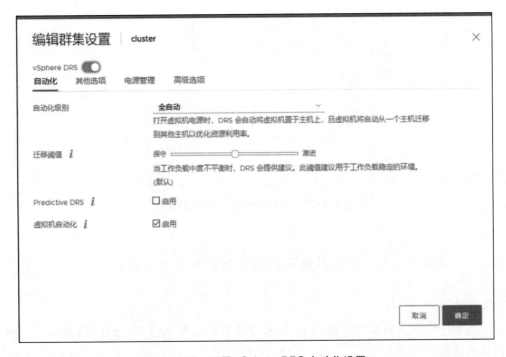

图 2-112 配置 vSphere DRS 自动化设置

（3）启用 vSphere DRS 后，可以通过添加或导入虚拟机进行 DRS 功能测试，尝试在群集部署模板进行测试，见图 2-113。

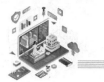

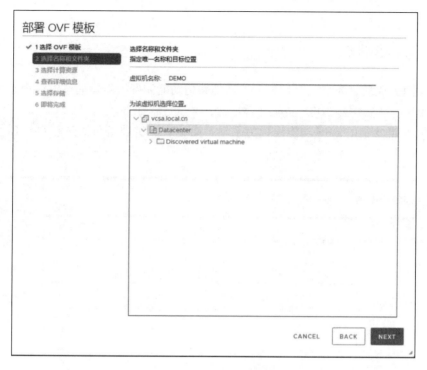

图 2-113 部署测试模板

（4）计算资源直接选择群集，见图 2-114，若兼容性检查成功，即代表 DRS 功能成功启用。

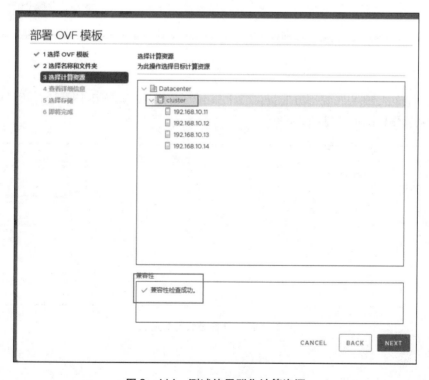

图 2-114 测试使用群集计算资源

2.4 项目验收

本项目完成后，为了确保计算节点基础架构功能完好，需要通过医疗中心医院集群中的 DRS 调整，测试 DRS 功能是否正常，测试过程如下。

（1）将群集中的 DRS 功能设置为手动，防止在测试准备阶段进行自动迁移。见图 2-115。

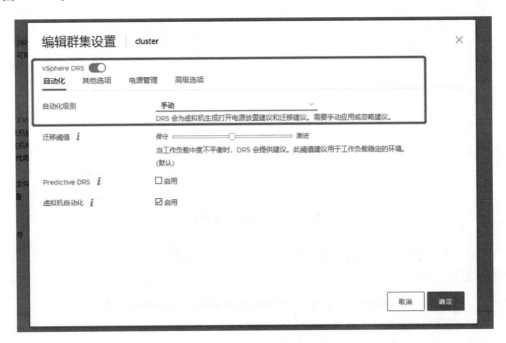

图 2-115　改为手动 DRS 模式

（2）将医疗中心医院部分非提供骨干服务的服务器，放置在 192.168.10.11 主机上，已完成测试准备。见图 2-116。

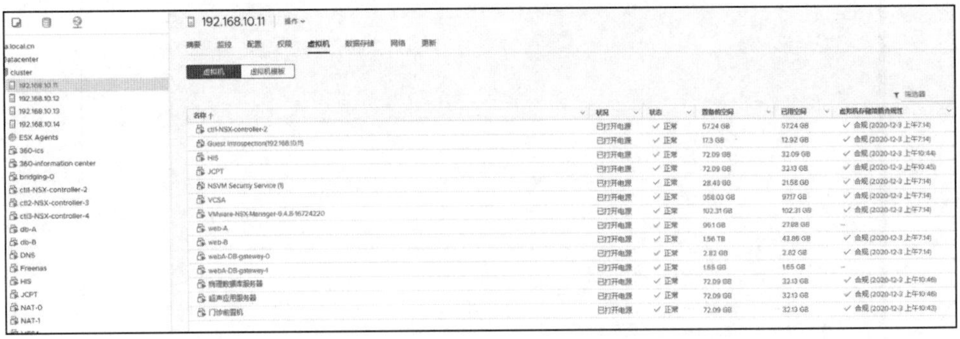

图 2-116　迁移服务器至主机

（3）查看 DRS 监控显示该主机资源占用情况。见图 2-117。

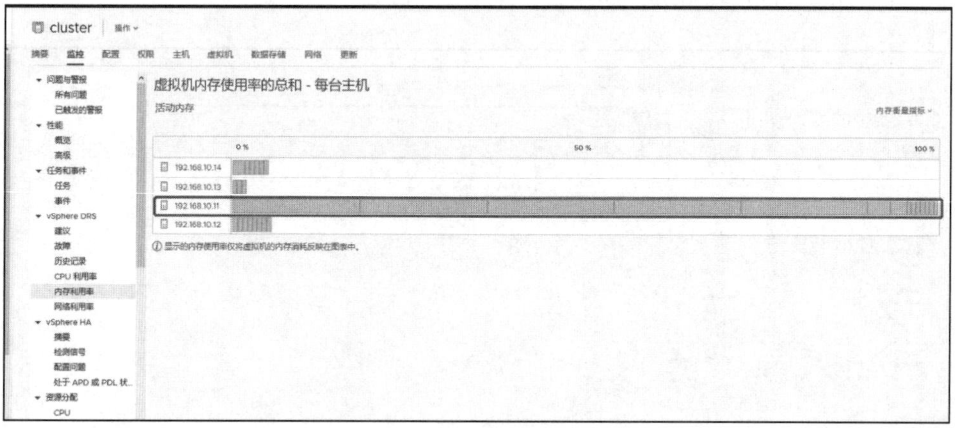

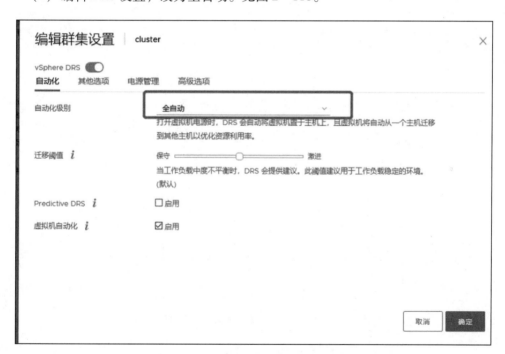

图 2-117　主机资源占用情况

（4）编辑 DRS 设置，改为全自动。见图 2-118。

图 2-118　DRS 模式更改为全自动

（5）更改 DRS 策略后，可以看到系统自动将负载高的虚拟机迁移到其他负载低的主机上，并且可以看到 DRS 的建议。见图 2-119。

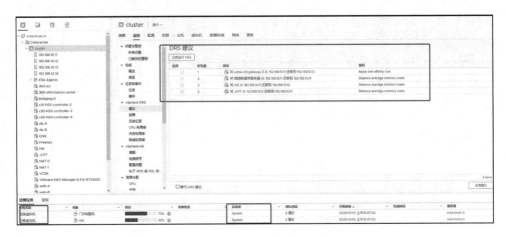

图 2-119　虚拟机自动迁移

第3章 医疗中心医院存储虚拟化

在本项目当中,将会涉及在私有云数据中心内的各种存储技术,通过这些技术实现对数据中心存储集群的搭建。在以下内容中,将会对医疗中心医院现有的数据中心存储架构进行分析,并使用 VMware 厂商软件给数据中心打造一个全新的存储架构。

3.1 项目描述

医疗中心医院经过多年的 IT 信息化建设,目前采用的存储技术为存储阵列,从早期采用传统存储方式部署的内外网集群,到 2020 年已部署了存储集群,存储集群缓解了资源瓶颈,但为了满足医院信息的长期发展,这些升级还不足够,表现在以下四个方面:

(1) 计算及存储空间资源使用不均衡,新旧设备资源无法统一管理及迁移;导致应用提出需求时无法快速调配资源。

(2) 随着虚拟化资源的不断增多,缺乏符合等保 2.0 的技术手段及安全机制,系统存在被攻击及遭受破坏的风险。

(3) 过去按照项目建设的系统逐步形成多个"烟囱",各自孤立。缺乏长期规划和设计,缺乏统一的可视化的资源管理。

(4) 资源无法灵活快速调配,无法适应医疗中心医院创新及业务上线能力的要求。

通过本项目的建设,将为医疗中心医院打造一个全新的 VMware vSAN 群集,并与现有的 EMC 群集无缝接入,全方面提高数据中心目前的性能。

3.2 项目关联的核心技术知识点

3.2.1 基础存储技术概念

3.2.1.1 传统存储技术与网络存储技术

自计算机诞生以来,存储一直在计算机领域扮演着重要角色。从最初的使用打孔卡卡片为计算机提供计算程序输入介质,到如今现代社会使用的硬盘、固态硬盘等高速存储介质,存储技术一直在不断地更新换代。现代社会已进入了信息化时代,对计算机技术的要求越来越高,存储技术也从最初的目的——对数据进行临时或永久性的保存,提升至根据不同的应用环境通过采取合理、安全、有效的方式将数据保存到某些介质上并能保证有效访问的要求。为了满足现代社会的数据中心存储条件,存储技术也进行了颠覆性的变化，发展出了多种数据存储技术的解决方案。

传统存储技术是目前普及最广、应用量最多的存储技术。无论是数据中心或是家用计算机，基本上都会存在使用硬盘直接存储的方式进行数据存储，这是传统存储技术里最简单、最直接的一种数据存储技术，该种存储技术并不需要占用资源，仅需要硬件支持即可对数据进行存储。但所实现的功能十分有限，无法保证数据的安全性，也无法进行扩展。因此，衍生出直接链接附加存储（direct attach storage），该存储技术使用了主机总线适配器（host bus adapter），通过HBA适配器进行与多个数据存储设备进行链接，为服务器提供高速大容量的存储空间。基于HBA适配器特性，能将多个数据存储设备进行整合，提供数据冗余功能，同时也可进行存储设备扩展。DAS虽为传统存储技术提供了安全可扩展的解决方案，但扩展性能有限，达到设备自身上限后无法进行突破，且不能为自身外服务器等设备提供存储。

进入信息化时代后，网络设施更新换代，各种设备越来越发达，信息交换越来越高速。为了解决传统存储技术所带来的性能等瓶颈问题，网络存储技术腾空而出。

网络附加存储（network attach storage）通过TCP/IP协议进行通信，以文件作为输出、输入方式，给各种设备提供数据传输服务。NAS可以为多个设备提供服务，拥有DAS所具有的良好扩展性，无论是在简单或是复杂的环境架构，都可以非常灵活地部署NAS服务器。但NAS以文件I/O方式提供数据传输，对网络开销要求很大，资源利用率相对于DAS会较低。

为了解决利用率问题，使用了独立交换网络，并将存储设备与存储服务器进行互联，造就了一个专门为网络存储技术提供服务的数据交换区域的技术——存储交换区域（storage area network）。SAN架构拥有NAS与DAS相结合的技术特点，将设备管理维护集中化，同时也可以根据需求进行独立扩展，能为数据存储提供足够的性能及安全。该存储方案也是目前数据中心内最为常见的存储方案之一。

3.2.1.2　SAN网络存储协议

截至目前，在网络存储技术方面，SAN网络存储技术依旧是数据中心的存储主流架构。在SAN网络存储技术中，同时也存在着多种协议，目前最为常见的是FC（光纤通道）以及iSCSI两种协议。

光纤通道（fibre channel，FC）是一种高速数据传输通道技术，从1988年制定到现今已到达第七世代，传输速度最高可达12.8 GB/s。过去用于大型超级计算机之间进行数据传输，目前主要用于存储领域。通过FC协议，对SCSI指令进行封装，使用FC交换机组成高速交换网络，计算机之间通过FC通道建立SCSI设备实现连接高速数据传输。但由于FC的通用性，与目前网络的各种协议可以说是完全不兼容，需要独立建立一个FC区域网络，FC交换机也需要FC技术领域专业人员进行配置维护。因此，大型FC网络进行维护时也颇为麻烦。

iSCSI名为Internet小型计算机系统接口，基于因特网及SCSI-3协议下的存储技术，通过TCP/IP协议封装SCSI协议，通过网络进行SCSI指令传输，实现无限延长传输距离的同时保障数据传输性能及安全。由于iSCSI的灵活性，计算机可以对iSCSI目标发起无数个连接，多端可以同时进行输出、输入操作。iSCSI可以承载任何基

第3章 医疗中心医院存储虚拟化

于 SCSI 协议的设备,但由于 iSCSI 的特性,通常用于存储设备中。iSCSI 不受限于传统存储架构,可实现在线扩容、动态部署等功能。相比于 FC,iSCSI 兼容性强于前者,可以建立于普通网络架构中,然而同时也受限于普通网络架构。但由于其成本低廉,无须单独建立架构网络,在良好的网络架构中性能足以媲美 FC,因此 iSCSI 一直也是 FC 的低成本替代方法。

3.2.2 新一代 SDS 数据存储概念

3.2.2.1 SDS(软件定义数据存储)

软件定义数据存储(software defined storage,SDS)是一个现代数据中心存储行业中的概念,通常直指使用分布式存储技术的存储架构,也是目前数据中心现代化建设中较为常见的架构之一。通过使用软件进行对底层存储设备或架构(包括但不止传统存储、NAS、FC、iSCSI 等)进行接替统一管理,创建一个基于策略型并独立于底层存储设备的存储空间,实现数据的高性能传输、多可用化、共享化,以及提高对数据的保障性、高可用性。通常情况下,分布式存储空间会以虚拟化存储形式存在,可达到软件与硬件分开管理的效果。

3.2.2.2 SDS 存储特征

SDS 概念中的其中一大特征是基于软件进行虚拟化存储定义的,将从底层存储设备的多个逻辑驱动器设备抽象化整合映射为存储池,映射的存储设备可跨越多个物理主机设备,因此 SDS 具有十分高的扩展灵活性。

SDS 概念的第二大特征则是为存储池提供了策略方案,通过制定存储策略为存储资源调配提供有效的资源分配以及提高存储利用率,实现存储自动化及可编程化。

3.2.3 VMware SDS 解决方案

自 SDS 概念推出以来,VMware 就一直在尽力开发 SDS 市场,在 Nutanix 存储厂商推出其超融合架构解决方案后,VMware 也推出了自家的超融合架构产品——vSAN。在同期内,VMware 也是市场上为数不多能推出超融合产品一体化的厂商。

vSAN 是归属于 VMware vSphere 产品系列中的一员。它与其他超融合产品最大不同的一点是直接基于 VMware 的 ESXi 虚拟主机提供,通过 ESXi 主机配置后即可启用,与其他同类产品对比,不需要独立安装控制器及代理程序。

vSAN 与 vSphere 环境深度集成,可以直接使用 vSphere vCenter 对其进行直接管理,vSAN 直接为 vSphere 环境提供功能集成,利用虚拟化 + 负载均衡联动实现自动扩展和收缩的弹性计算。满足业务处理性能,同时节约资源。实现 vSphere 集群内存储共享化、横竖双向扩展性强、存储调度自动化等特性。

3.3 项目实施

本项目将按照以下拓扑规划,实现数据中心共用 NFS、iSCSI、vSAN 存储技术,实现多样化存储架构。见图 3-1。

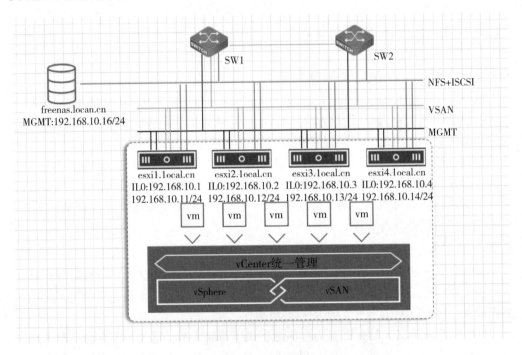

图 3-1 项目拓扑

3.3.1 任务 1 在服务器虚拟化基础结构中使用 iSCSI 连接 FreeNAS

3.3.1.1 任务简介

在本任务小节中,将为 vSphere 群集添加 FreeNAS 上的 iSCSI 设备,使用身份识别及加密确保数据安全性,并初始化数据存储。

3.3.1.2 任务实施

(1) 配置 iSCSI 专用网络,选择 VDS-创建 iSCSI 端口组-VLAN 对应 3998,在物理交换机上配置相应网络。见图 3-2、图 3-3。

第 3 章 医疗中心医院存储虚拟化

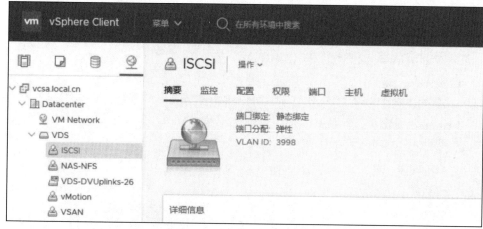

图 3-2　iSCSI 专用网络

```
LSW1(config)# vlan 3998
LSW1(vlan-3998)# name iscsi
LSW1(vlan-3998)# tagged A21-A22,B1-B4,D21-D22
LSW1(vlan-3998)# ip add 10.0.2.254 255.255.255.0
LSW1(vlan-3998)# jumbo
LSW1(vlan-3998)# exit
LSW1(config)#
```

图 3-3　交换机配置相应网络

（2）在每台 ESXi 主机上创建软件 iSCSI 适配器与对应的 VMkernel。进入 VC-选择主机-配置-存储适配器-添加软件适配器。见图 3-4。

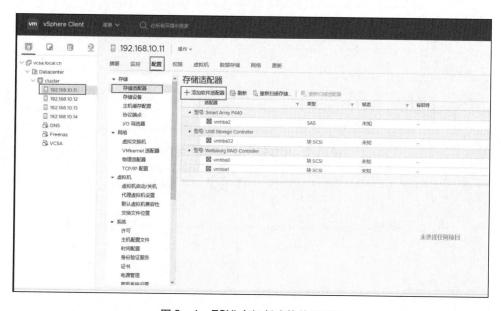

图 3-4　ESXi 主机创建软件 iSCSI

(3) 选择添加软件 iSCSI 适配器,见图 3-5。

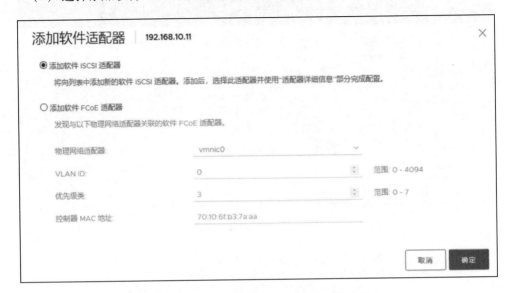

图 3-5 添加软件 iSCSI 适配器

(4) 可以看到成功添加后的结果,见图 3-6。

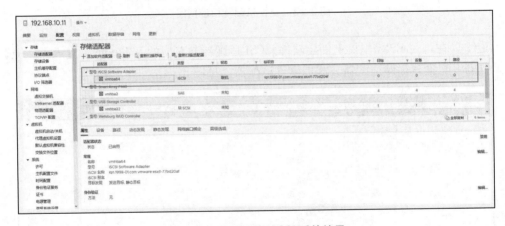

图 3-6 添加软件 iSCSI 后的结果

第 3 章　医疗中心医院存储虚拟化

（5）添加 VMkernel 网络适配器用于 iSCSI 网络，进入 VC－选择主机－配置－VMkernel 适配器－添加网络。见图 3－7。

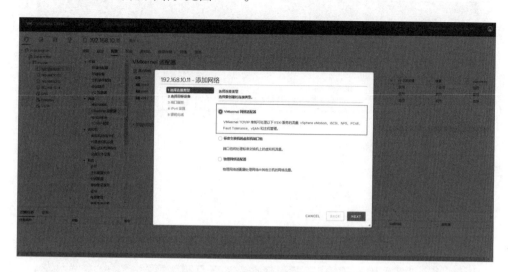

图 3－7　选择网络类型 VMkernel

（6）选择现有网络，点击"浏览"。见图 3－8。

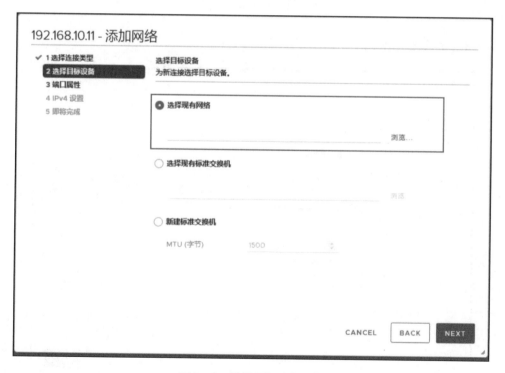

图 3－8　选择目标设备网络

(7) 选中刚刚创建的 iSCSI 分布式端口组，见图 3-9。

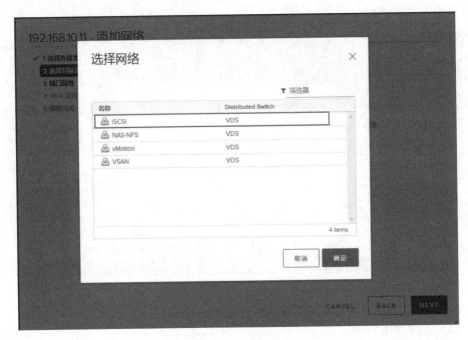

图 3-9 选择 iSCSI 网络

(8) 确认无误后点击"下一步"。见图 3-10。

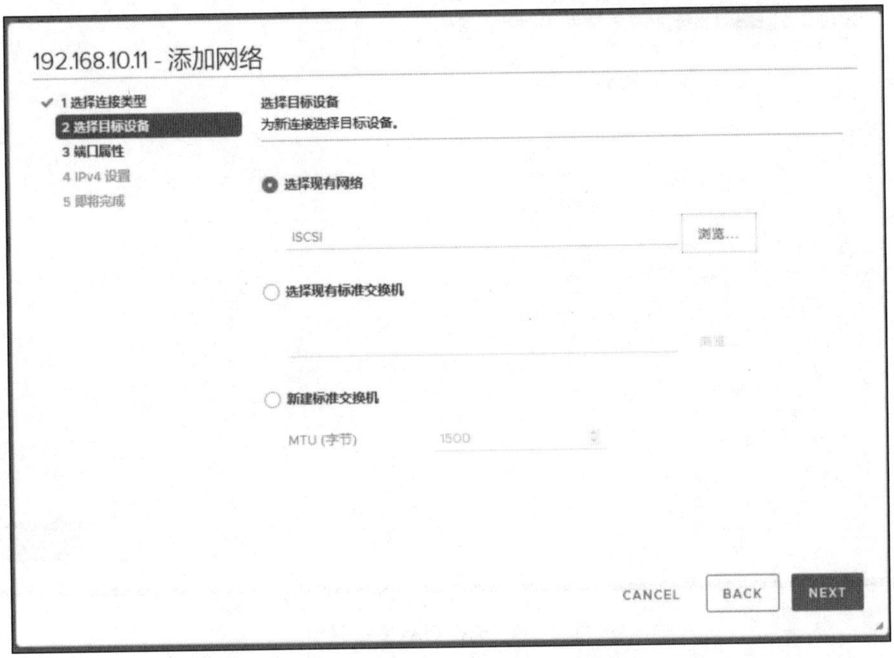

图 3-10 添加 iSCSI 网络结果

（9）端口属性使用默认参数即可，见图3-11。

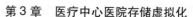

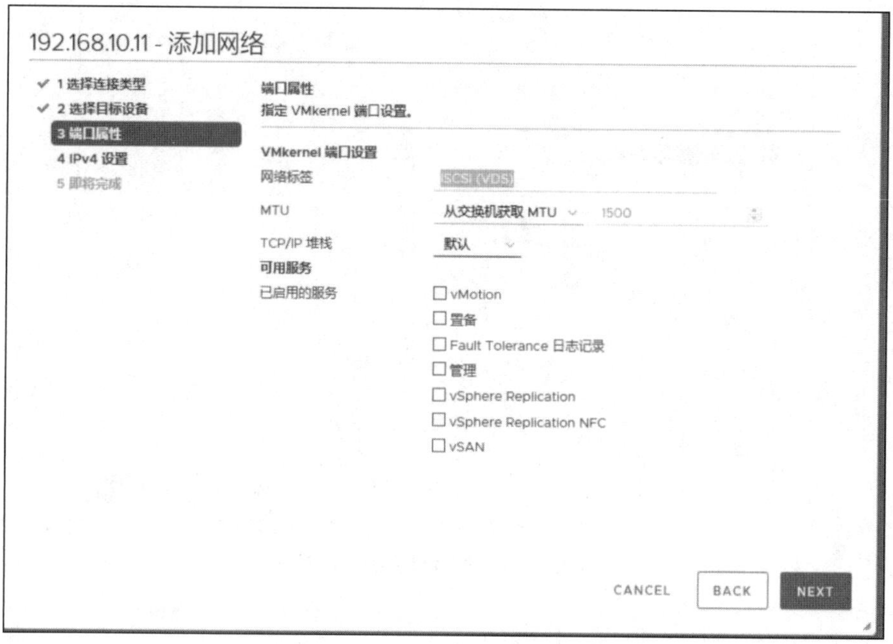

图3-11 添加端口属性

（10）使用新建的iSCSI网络地址和网关，见图3-12。

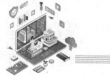

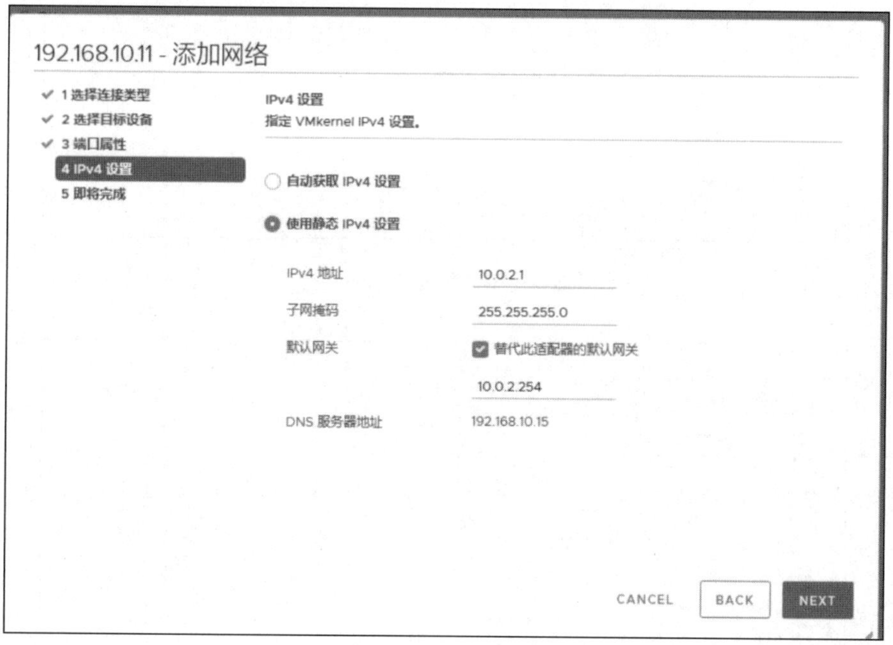

图3-12 IPv4配置

(11) 确认后提交,见图 3-13。

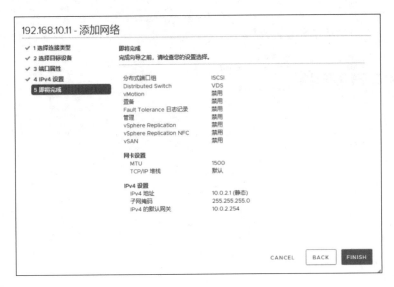

图 3-13 添加网络摘要确认

(12) 创建成功后见图 3-14、图 3-15。

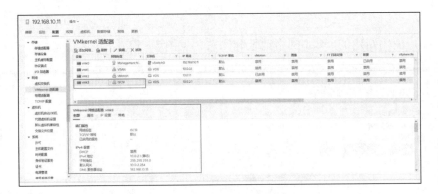

图 3-14 创建成功效果

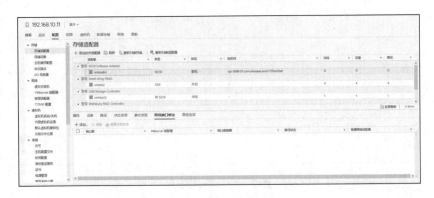

图 3-15 完成创建 iSCSI 效果

（13）其他 3 台主机相同步骤配置后，见图 3–16 至图 3–21。

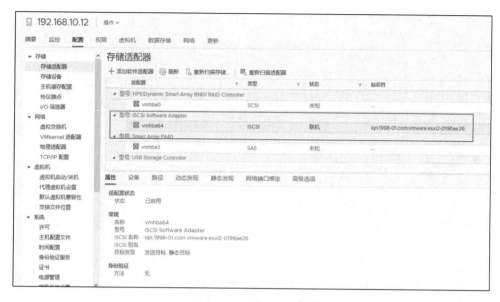

图 3–16　主机 2 配置效果

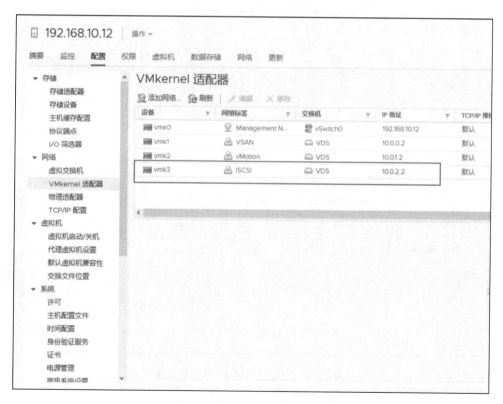

图 3–17　主机 2 VMkernel 配置效果

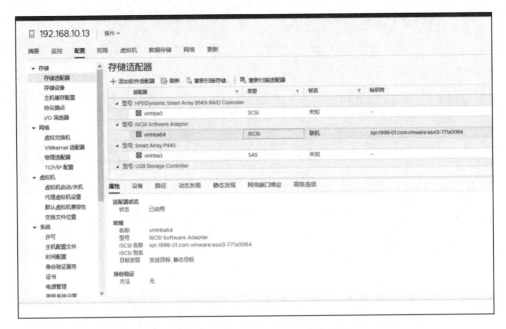

图 3-18　主机 3 配置效果

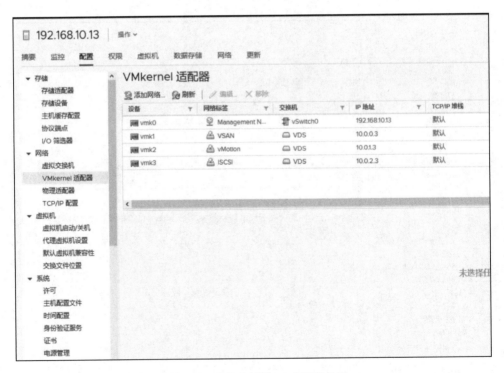

图 3-19　主机 3 VMkernel 配置效果

第 3 章　医疗中心医院存储虚拟化

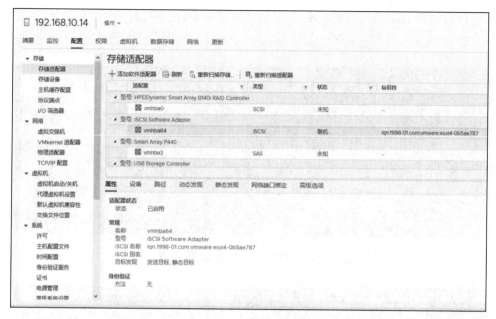

图 3-20　主机 4 配置效果

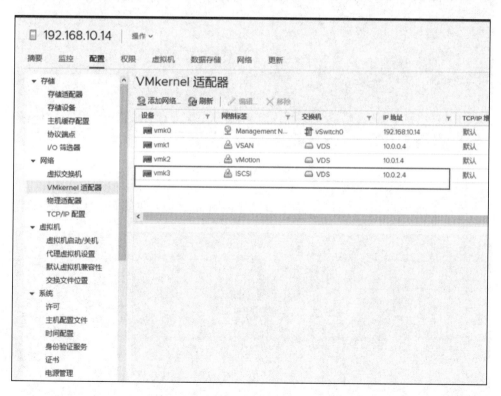

图 3-21　主机 4 VMkernel 配置效果

（14）回到 FreeNAS，配置 vmx1 网络接口用户 iSCSI 网络。见图 3－22、图 3－23。

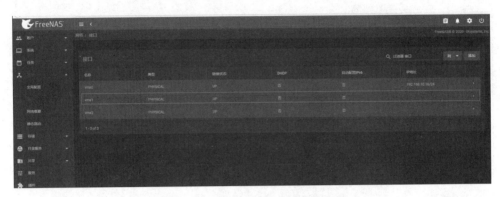

图 3－22　FreeNAS 配置 iSCSI 网络

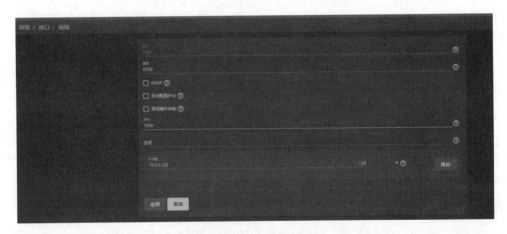

图 3－23　编辑用户接口

（15）添加 Authorized Access 群组 ID 用于做 chap 认证。见图 3－24、图 3－25。

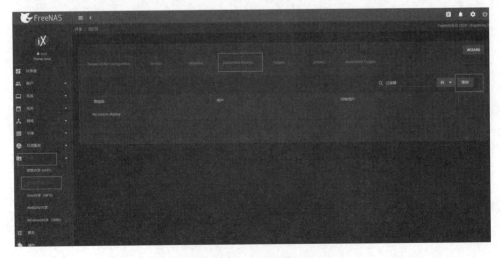

图 3－24　添加群组 ID

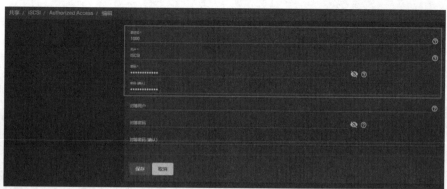

图 3-25 编辑群组 ID

(16) 添加后的效果见图 3-26。

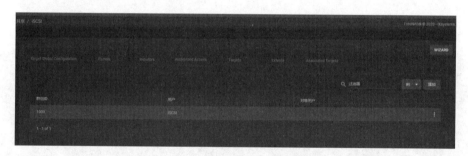

图 3-26 群组 ID 添加后的效果

(17) 添加门户组 ID,设置名称、认证方法为 chap、身份验证池为 1000、监听 IP 为 10.0.2.253,端口为 3260。见图 3-27、图 3-28。

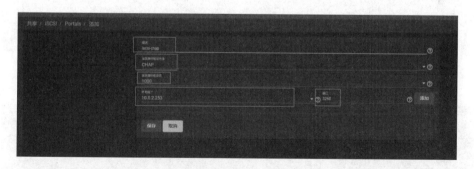

图 3-27 添加门户组 ID

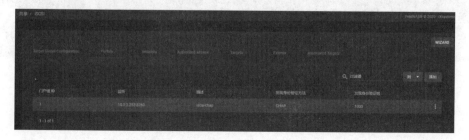

图 3-28 添加门户组 ID 后的结果

（18）配置 initiators 群组 ID，用于设置允许谁可以通过 iSCSI 网络连接该存储。见图 3-29。

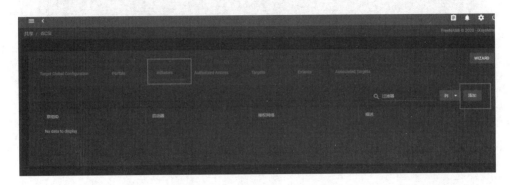

图 3-29　添加 initiators 群组 ID

（19）配置允许连接的目标，见图 3-30、图 3-31。

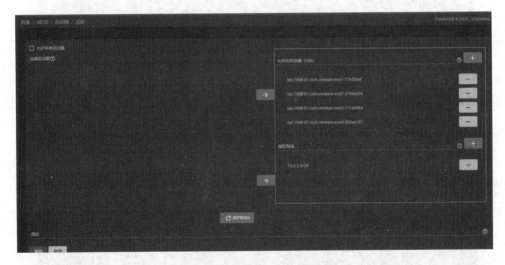

图 3-30　配置允许连接的目标

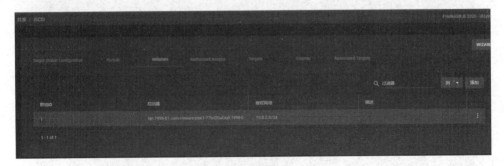

图 3-31　配置完成后的效果

(20) 配置 Targets, 见图 3-32。

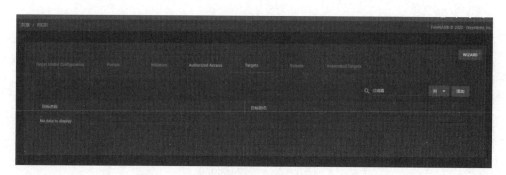

图 3-32 添加 Targets

(21) 输入名称（该名称用于连接很重要），选择之前配置好的门户 ID，启动器组 ID，验证方式和验证组。见图 3-33、图 3-34。

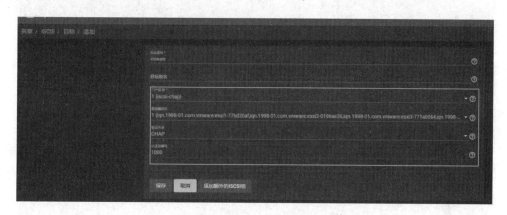

图 3-33 添加 iSCSI 目标

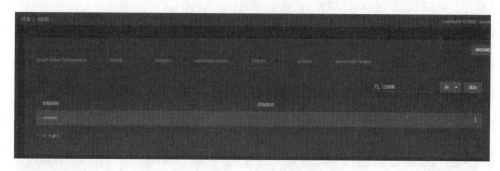

图 3-34 添加目标后的效果

（22）配置 Extents，见图 3-35。

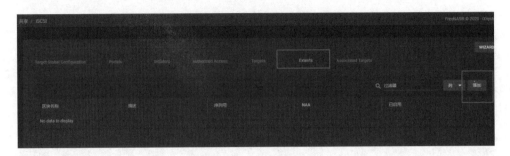

图 3-35　添加 Extents

（23）输入名称、设备类型，选择设备、区块大小。见图 3-36、图 3-37。

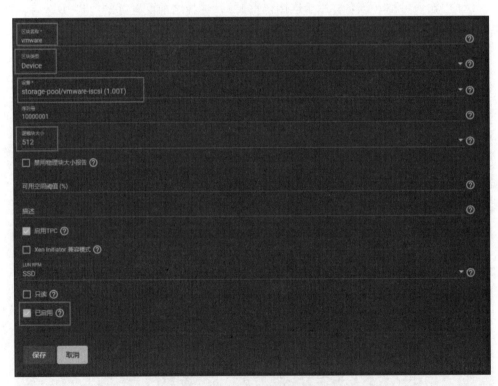

图 3-36　配置 Extents 内容

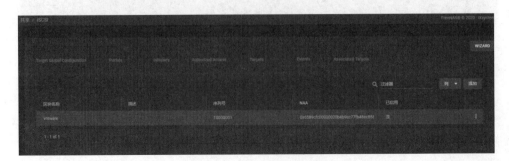

图 3-37　配置 Extenets 完成后的效果

(24) 配置 Associated Targets，见图 3-38。

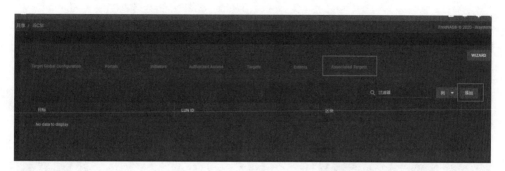

图 3-38　添加 Associated Targets

(25) 选择刚刚创建好的 Targets 和 Extents，LUN 编号自动分配即可。见图 3-39。

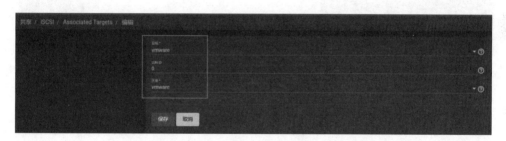

图 3-39　配置 Associated Targets 内容

(26) 回到 vCenter，选择主机-配置-存储适配器-iSCSI 软件适配器-属性-身份验证方法-编辑。见图 3-40。

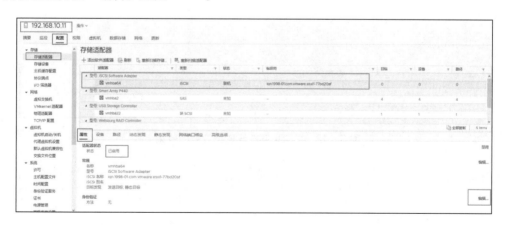

图 3-40　编辑身份验证方法

(27) 使用单向 chap 认证，输入账号密码。见图 3-41。

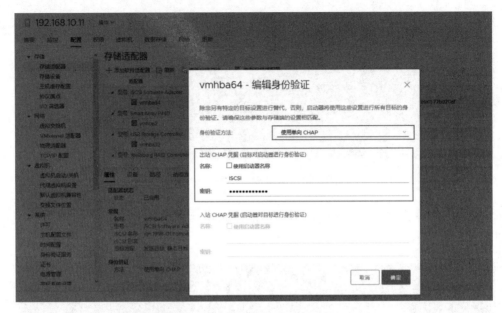

图 3-41 使用单项 chap 认证

(28) 提交后见图 3-42。

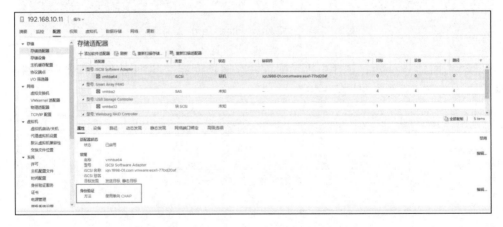

图 3-42 iSCSI 身份认证配置后的效果

第3章 医疗中心医院存储虚拟化

（29）选择静态发现 – 添加需要连接目标的 IP、端口、iSCSI 名称等，见图 3 – 43、图 3 – 44。

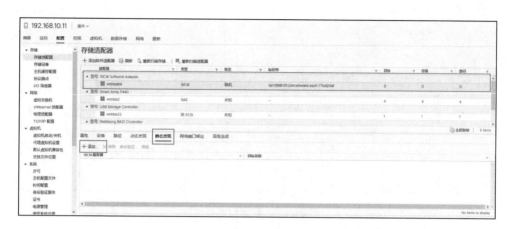

图 3 – 43　添加静态发现

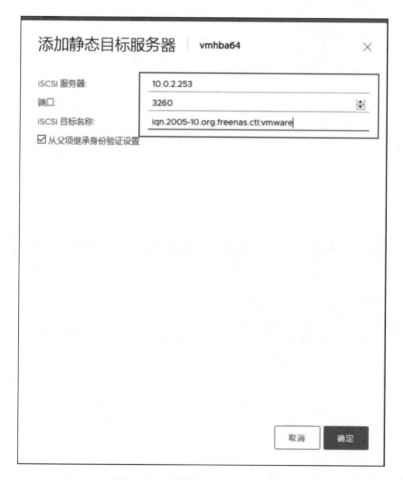

图 3 – 44　配置静态目标服务器信息

（30）添加完毕后重新扫描存储，见图3-45、图3-46。

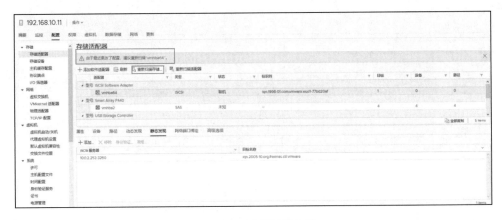

图3-45　重新扫描存储

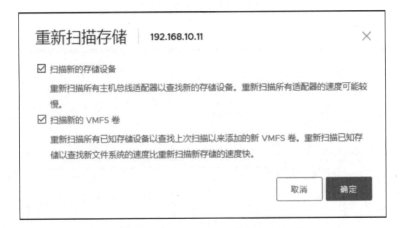

图3-46　扫描存储选项

（31）点击设备和路径可以看到成功与iSCSI存储连接。见图3-47、图3-48。

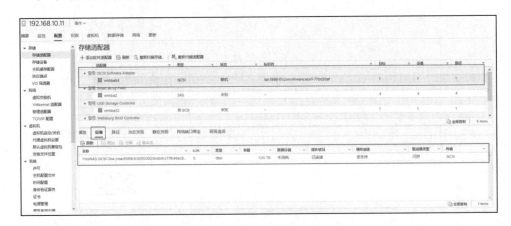

图3-47　成功连接存储

第 3 章　医疗中心医院存储虚拟化

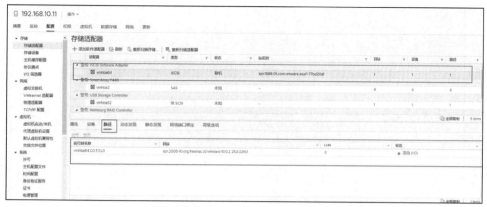

图 3-48　iSCSI 存储路径

（32）按照相同流程配置其他 3 台主机后结果见图 3-49 至图 3-51。

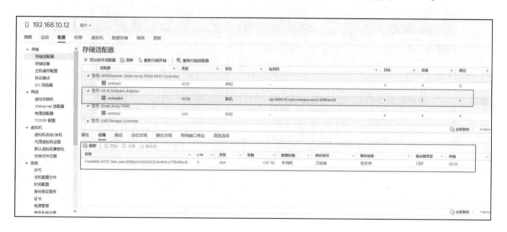

图 3-49　主机 2 添加存储后效果

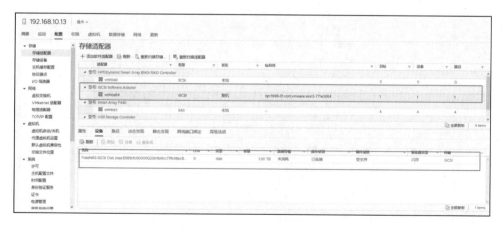

图 3-50　主机 3 添加存储后效果

101

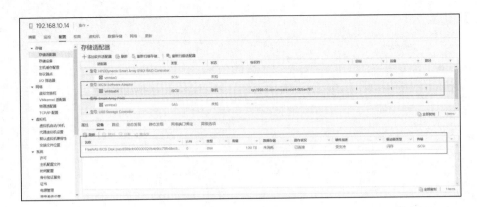

图 3-51 主机 4 添加存储后效果

（33）添加好后，选择任意一台主机，右键-存储-新建数据存储。见图 3-52。

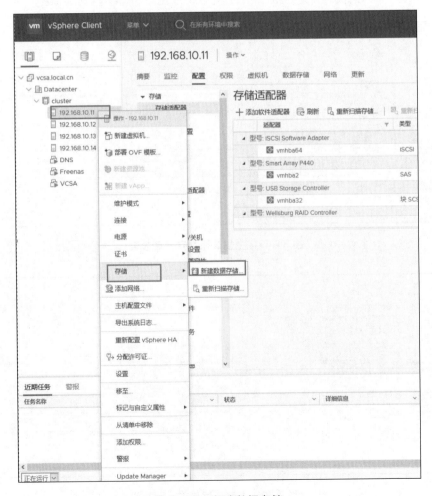

图 3-52 新建数据存储

(34) 选择 VMFS 存储,见图 3-53。

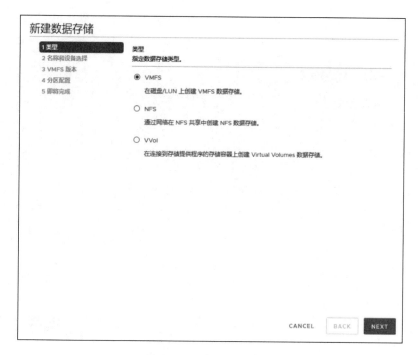

图 3-53　新建存储类型

(35) 输入存储名称,并选中要用户创建 LUN 的设备。见图 3-54。

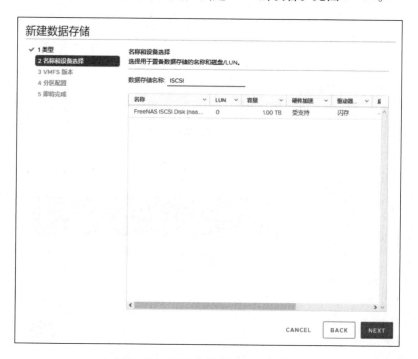

图 3-54　新建存储名称和设备选择

(36) 使用 VMFS6 版本，见图 3-55。

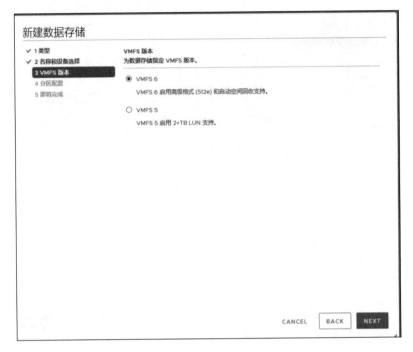

图 3-55　新建存储的 VMFS 版本

(37) 使用全部可用分区，见图 3-56。

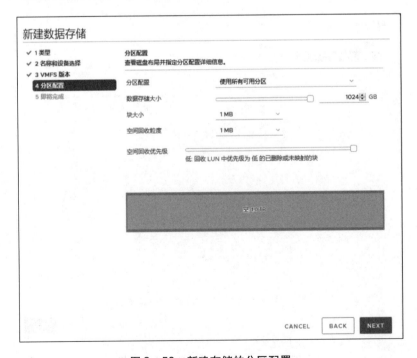

图 3-56　新建存储的分区配置

(38) 完成后提交，见图3-57。

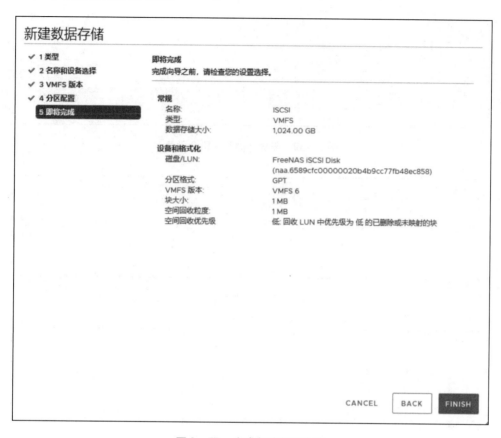

图3-57 完成新建数据存储

(39) 提交后，选中主机-数据存储-可以看到新添加的存储。见图3-58。

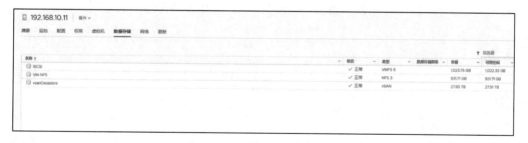

图3-58 新建存储后效果

（40）其余3台配置后效果见图3-59至图3-61。

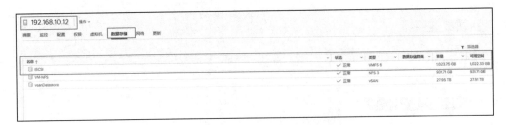

图3-59 新建存储后主机2效果

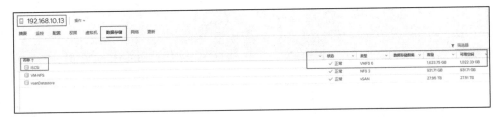

图3-60 新建存储后主机3效果

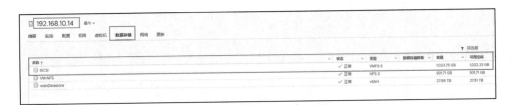

图3-61 新建存储后主机4效果

3.3.2 任务2 在服务器虚拟化基础结构中使用NAS共享存储

3.3.2.1 任务简介

在本任务小节中，将为vSphere群集添加NFS上的共享存储设备，并初始化数据存储。

3.3.2.2 任务实施

（1）配置NFS专用网络，选择VDS-创建iSCSI端口组-VLAN对应3997，在物理交换机上配置相应网络。见图3-62、图3-63。

```
LSW1(config)# vlan 3997
LSW1(vlan-3997)# name NFS
LSW1(vlan-3997)# tagged A21-A22,B1-B4,D21-D22
LSW1(vlan-3997)# ip address 10.0.3.254 255.255.255.0
LSW1(vlan-3997)# jumbo
LSW1(vlan-3997)# qu
LSW1(config)#
```

图3-62 配置VLAN及相应网络

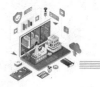

第 3 章　医疗中心医院存储虚拟化

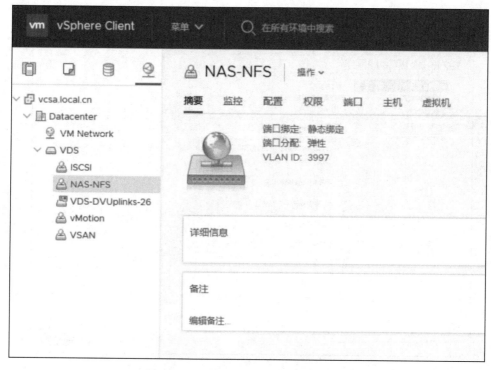

图 3-63　创建 iSCSI 端口组

（2）选中主机-配置-网络-VMkernel 适配器-添加网络，见图 3-64。

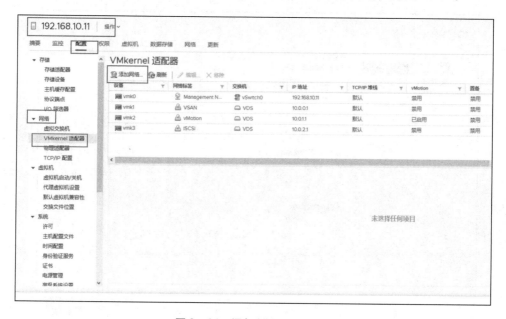

图 3-64　添加 VMkernel 网络

(3) 选中 VMkernel 网络适配器，见图 3-65。

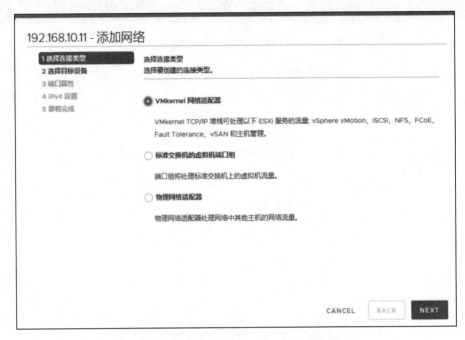

图 3-65　添加 VMkernel 网络连接类型

(4) 选中现有网络，点击"浏览"。见图 3-66。

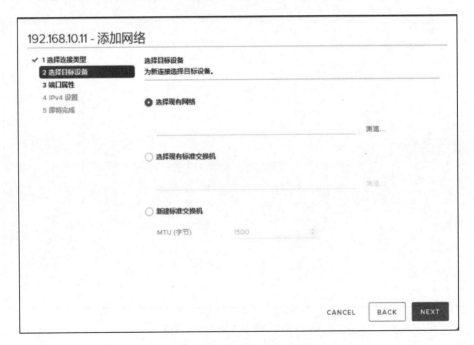

图 3-66　添加 VMkernel 网络目标设备

（5）选中 NAS-NFS 分布式端口组，见图 3-67。

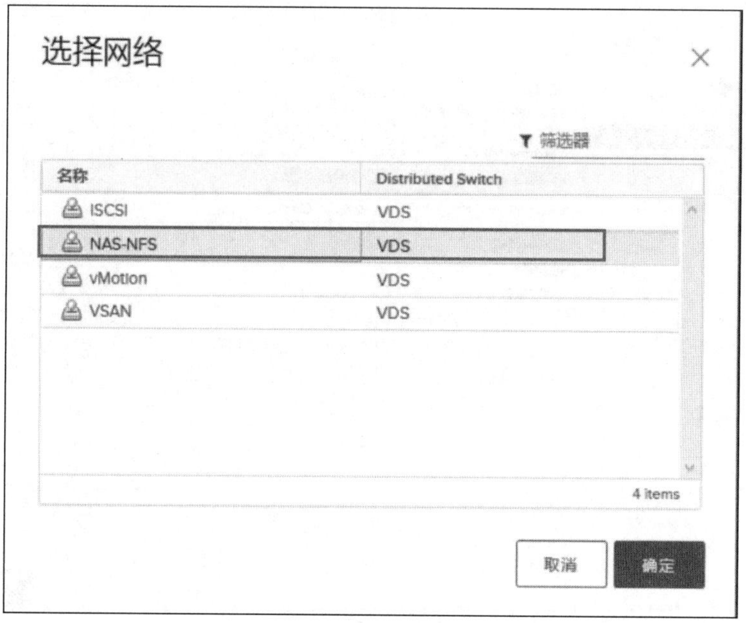

图 3-67　选择 NAS-NFS 分布式端口组

（6）确认无误后提交，见图 3-68。

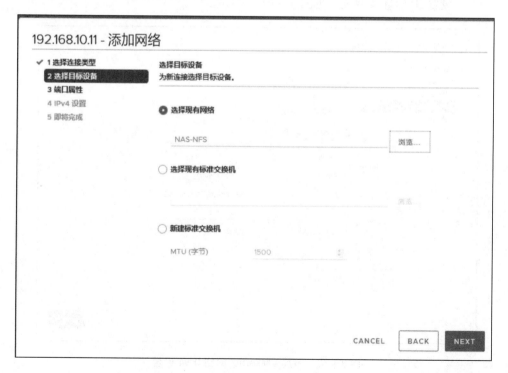

图 3-68　添加 VMkernel 网络目标设备

(7) 使用默认参数即可,见图 3–69。

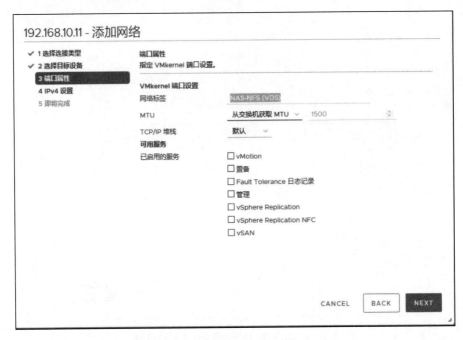

图 3–69　添加 VMkernel 网络端口属性

(8) 设置 IP 地址及网关,见图 3–70。

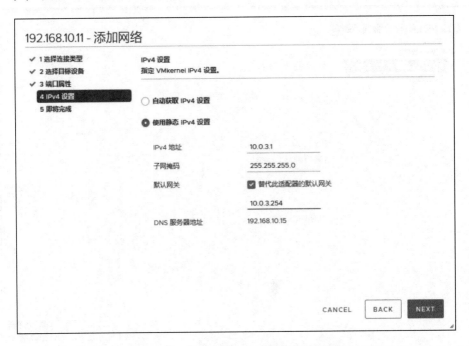

图 3–70　添加 VMkernel 网络 IPv4 设置

(9) 无误后提交任务。见图 3-71。

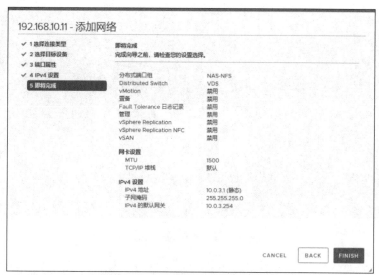

图 3-71 完成添加 vmkernel 网络

(10) 回到 FreeNAS，使用 VMX2 接口配置 nfs 网络。见图 3-72、图 3-73。

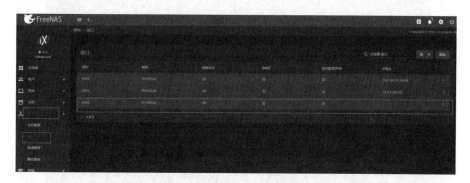

图 3-72 使用 VMX2 配置 nfs 网络

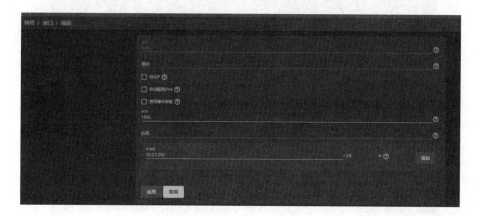

图 3-73 编辑 VMX2 接口

（11）点击共享 – Unix 共享（NFS） – 添加，见图 3 – 74。

图 3 – 74　添加 Unix 共享

（12）输入要共享的目录路径，勾选所有目录，授权的网络地址，提交。见图 3 – 75。

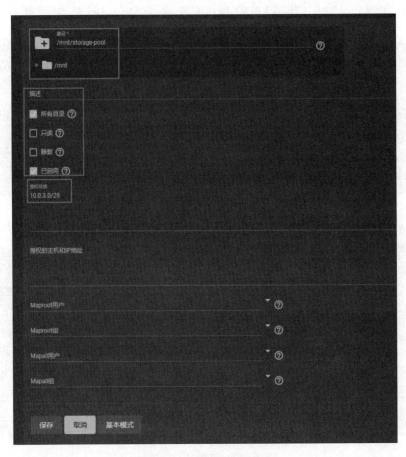

图 3 – 75　配置共享内容

(13) 提交后见图3-76。

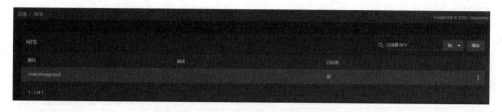

图3-76 完成NFS共享创建

(14) 回到VC, 选中主机-右键-存储-新建数据存储。见图3-77。

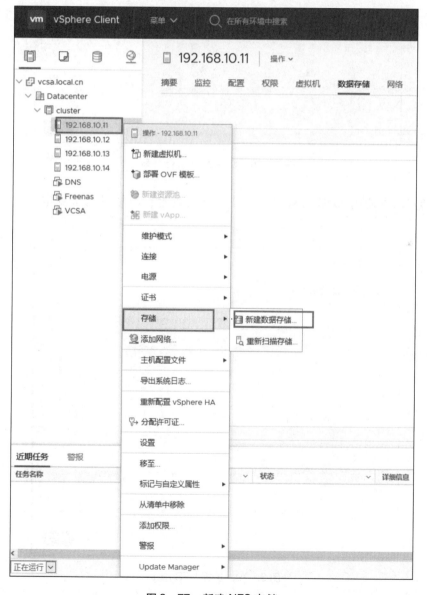

图3-77 新建NFS存储

(15) 选择 NFS 存储，见图 3-78。

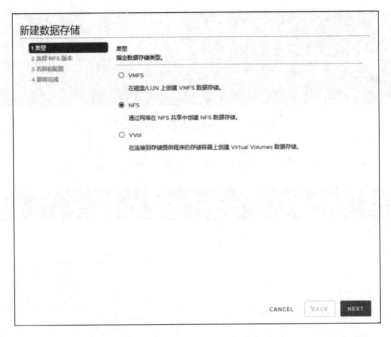

图 3-78　新建 NFS 存储类型

(16) 版本使用 NFS3（NFS4.1 不支持部分特性，看场景需求制定），见图 3-79。

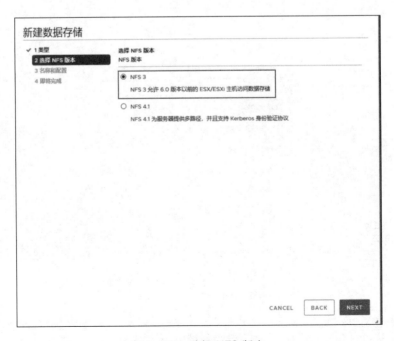

图 3-79　选择 NFS 版本

（17）输入名称，共享路径，NFS 目标服务器。见图 3-80。

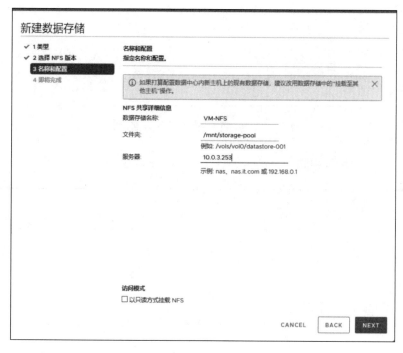

图 3-80　新建 NFS 存储名称及配置

（18）检查无误后提交任务，见图 3-81。

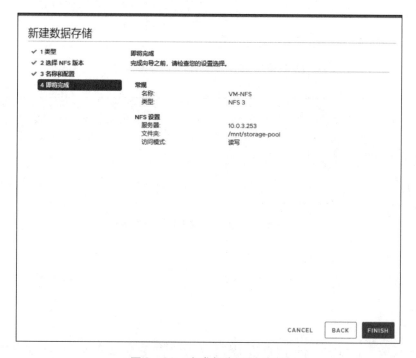

图 3-81　完成新建 NFS 存储

(19) 选择主机 – 数据存储查看，见图3–82。

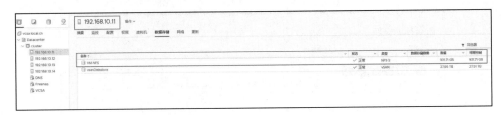

图3–82　主机1查看NFS存储情况

(20) 其余主机按相同配置结果，见图3–83至图3–85。

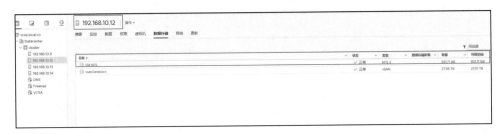

图3–83　主机2查看NFS存储情况

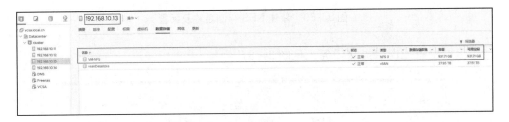

图3–84　主机3查看NFS存储情况

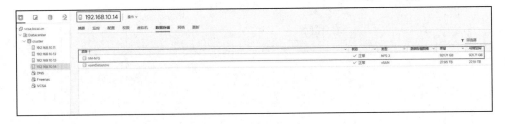

图3–85　主机4查看NFS存储情况

3.3.3　任务3　配置虚拟机的存储策略

3.3.3.1　任务简介

在本任务中，将为vSphere群集配置针对虚拟机的存储策略，对部分虚拟机进行

第3章 医疗中心医院存储虚拟化

限制，配置群集存储故障数量，防止存储失效时导致宕机。

3.3.3.2 任务实施

（1）登录 vCenter – 选择菜单栏 – 策略和配置文件，见图 3 – 86。

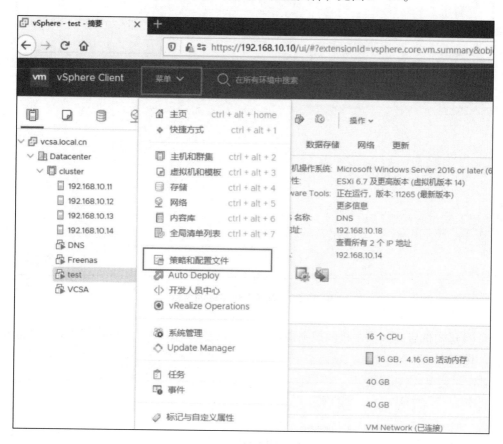

图 3 – 86　选择"策略与配置文件"

（2）选择虚拟机存储策略 – 创建虚拟机存储策略，见图 3 – 87。

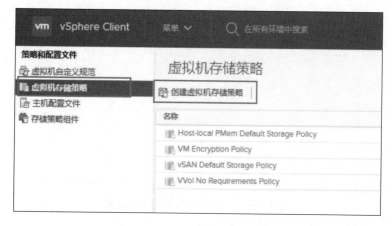

图 3 – 87　创建虚拟机存储策略

(3) 配置存储策略的 VC – 输入策略名称，见图 3 – 88。

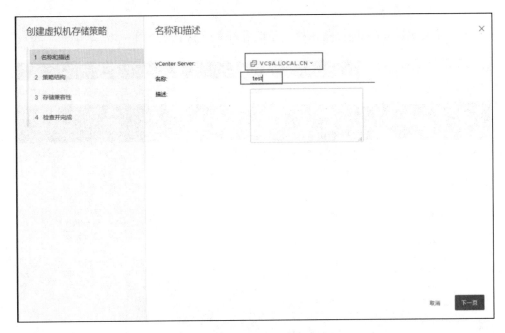

图 3 – 88　配置存储策略的名称

(4) 勾选启用基于主机的规则即可，由于该环境有 vSAN 所以把 vSAN 策略也勾上。见图 3 – 89。

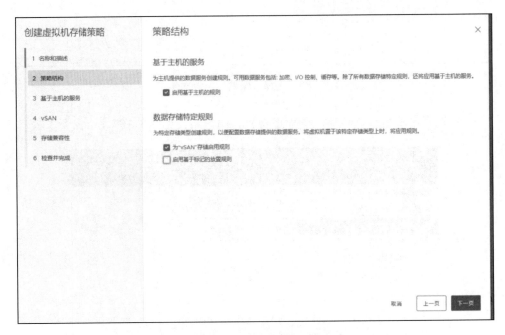

图 3 – 89　配置存储策略的策略结构

第3章 医疗中心医院存储虚拟化

（5）如果需要用到虚拟机加密功能可以使用该项，该环境不使用加密功能。见图3-90。

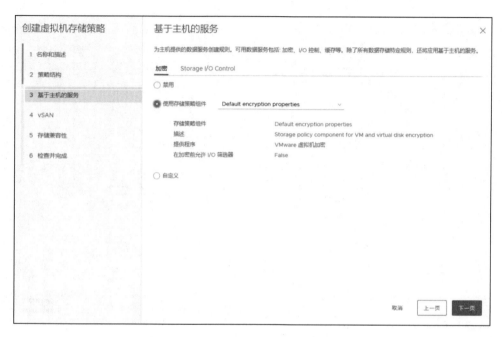

图3-90 配置存储策略的基于主机服务

（6）使用存储I/O控制，默认有3个存储策略组件-分别对应低性能-高性能-正常性能。在此环境下选择自定义。见图3-91。

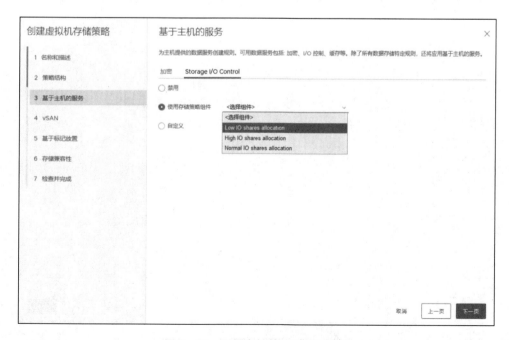

图3-91 配置存储策略的策略组件

（7）可以自定义 IOPS 的 3 个属性（如果 IOPS 限制得太小，OS 磁盘可能无法应用该策略），见图 3-92。

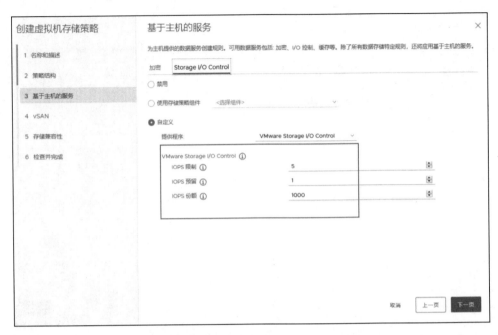

图 3-92　配置存储策略的加密及 I/O 控制方式

（8）关于 vSAN 的存储策略，默认站点容灾为无 - 允许的 FT = 1 也就是允许的故障数为 1，见图 3-93。

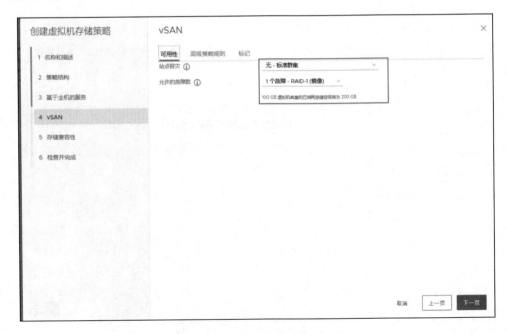

图 3-93　配置存储策略的 vSAN

（9）站点容灾的策略见图 3-94，需要有延伸集群且机器数量符合要求才能使用。

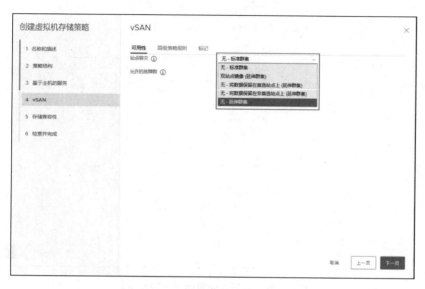

图 3-94　配置存储策略的站点容灾

（10）允许的故障数越多安全性越高，但是所需的物理主机要求也越多，如果允许 n 个故障，写入的每条数据存储在 $n+1$ 个位置；如果使用 RAID 5 或 RAID 6，还需要包括奇偶校验副本的空间占用。且纠删码需要全闪集群且主机数量等于或大于 4 台才能使用，该环境是全闪集群且只有 4 台主机，所以我们选择 RAID-5 纠删码策略。见图 3-95 至图 3-98。

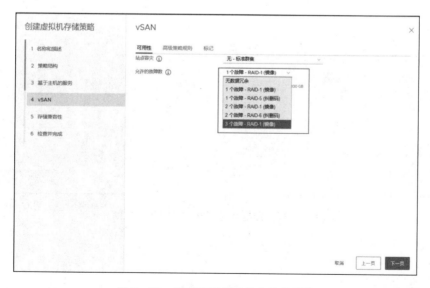

图 3-95　配置存储策略的允许故障数

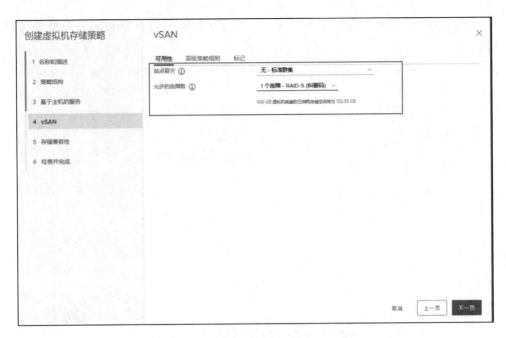

图 3-96　配置存储策略的 vSAN 配置

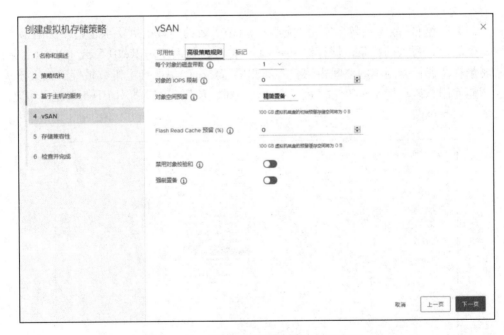

图 3-97　配置存储策略的高级策略规则

第3章 医疗中心医院存储虚拟化

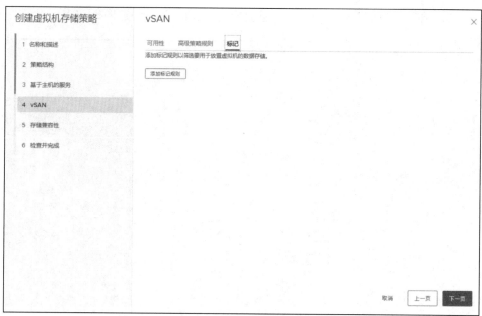

图3-98 配置存储策略的标记

(11) 存储兼容性，默认只显示兼容该策略的存储，如果显示空白，说明该策略无法应用在目前的任何存储上的虚拟机。见图3-99。

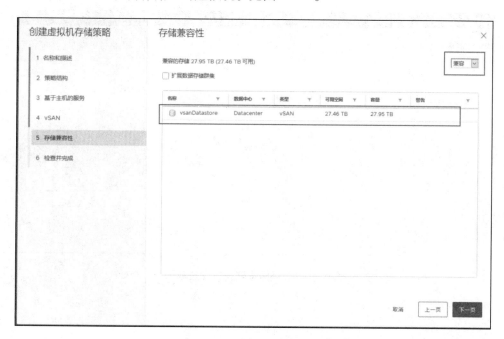

图3-99 配置存储策略的存储兼容性

(12)检查策略是否有问题,无问题后提交。见图3-100、图3-101。

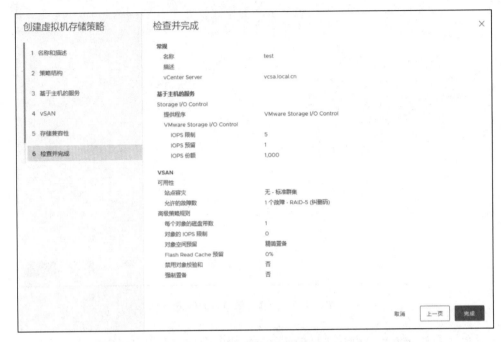

图3-100 完成存储策略配置

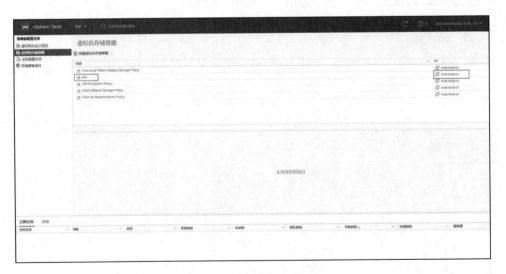

图3-101 存储策略完成配置效果

第3章 医疗中心医院存储虚拟化

（13）回到主机和集群界面，选择 cluster 集群 – 监控 – vSAN – 虚拟对象，在有配置 vSAN 集群内的可以在这里看到每个虚拟机使用的存储策略。见图 3 – 102。

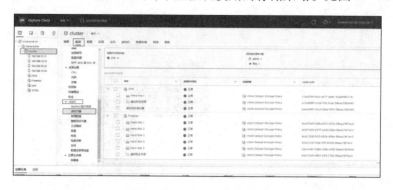

图 3 – 102　虚拟机存储策略

（14）我们选择其中的虚拟机，勾选该虚拟机全部文件，选择左上角的查看放置详细信息。见图 3 – 103。

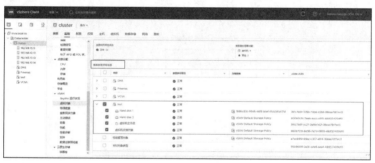

图 3 – 103　查看放置信息

（15）可以看到每个组件放置在对应的哪个主机上，默认策略是 FT = 1，RADI1，所以可以看到每个虚拟磁盘的数据组件是存放在两台主机上的，而见证数据是存放在独立的主台主机上的。见图 3 – 104。

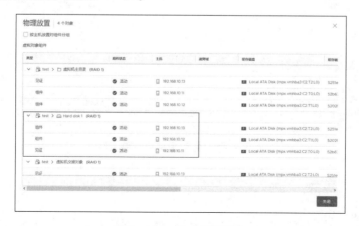

图 3 – 104　物理放置信息

（16）修改虚拟机的存储策略，选择 test 虚拟机 – 右键 – 虚拟机策略 – 编辑虚拟机存储策略。见图 3 – 105。

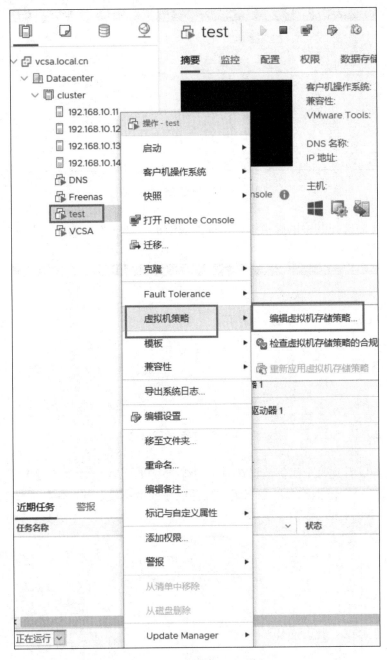

图 3 – 105　修改虚拟机存储策略

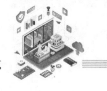

第 3 章　医疗中心医院存储虚拟化

（17）我们选择左上角的虚拟机存储策略，下拉菜单。见图 3-106。

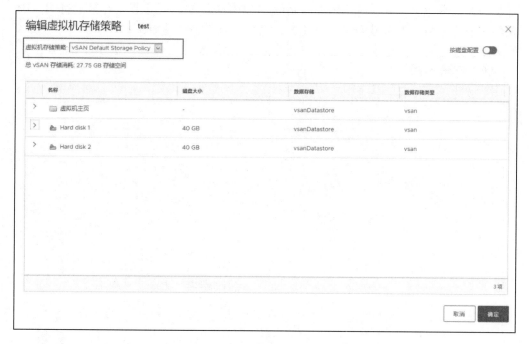

图 3-106　编辑虚拟机存储策略

（18）选择我们刚刚创建的 test 策略，见图 3-107。

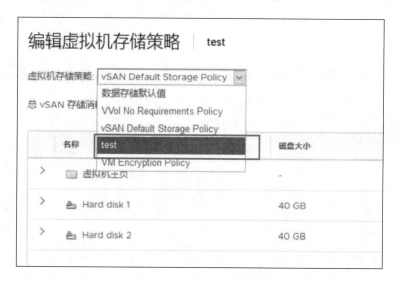

图 3-107　选择已创建策略

（19）选中新策略后，会显示存储容量的变化，确认无误后点击"提交"。需要注意的是，若使用 vSAN 6.7 Update 3 及更高版本可管理策略更改，以减少群集中消耗的瞬态空间量。当 vSAN 因策略更改而重新配置对象时，会产生瞬态容量。修改策略时,将接受更改,但不会立即应用。vSAN 会批处理策略更改请求并异步执行,以保持固定的瞬态空间量。对于因非容量相关原因(例如,在五节点群集上将 RAID5 策略更改为 RAID6)而执行的策略更改,会立即被拒绝。见图 3-108。

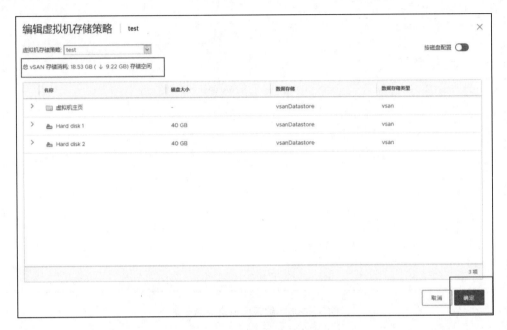

图 3-108 显示存储容量变化

(20)回到集群监控页面 - 查看 vSAN 的虚拟对象,选中 test 虚拟机,点击左上角的"查看详细信息"。见图 3-109。

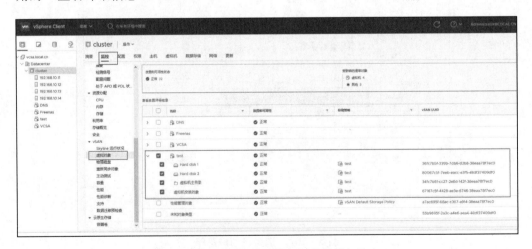

图 3-109 查看 vSAN 虚拟对象的详细信息

（21）可以看到组件变成了 4 个，对应的主机也变成了 4 台。见图 3 – 110。

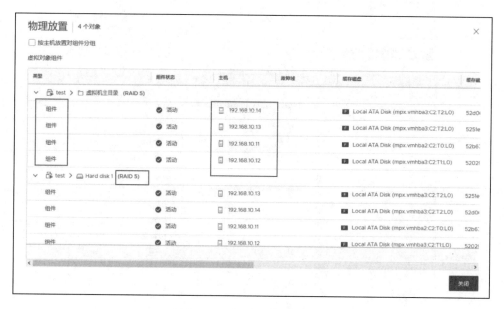

图 3 – 110　查看物理放置情况

3.3.4　任务 4　存储的裸设备映射

3.3.4.1　任务简介

在本任务中，将为虚拟机进行硬盘的裸设备映射，该功能主要针对部分需要使用整个硬盘作为空间的虚拟机，实现虚拟机直接管理磁盘的功能。

3.3.4.2　任务实施

（1）访问 ESXi 或者 vCenter 管理界面，选择要配置裸磁盘映射的虚拟机，右键 – 编辑虚拟机设置。见图 3 – 111。

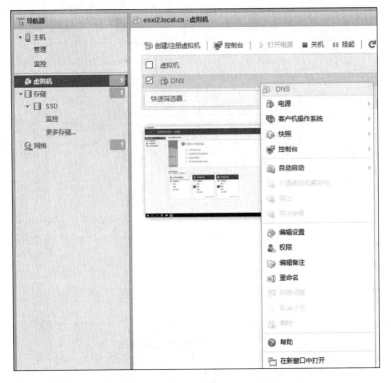

图 3-111 编辑虚拟机设置

（2）选择添加硬盘，见图 3-112。

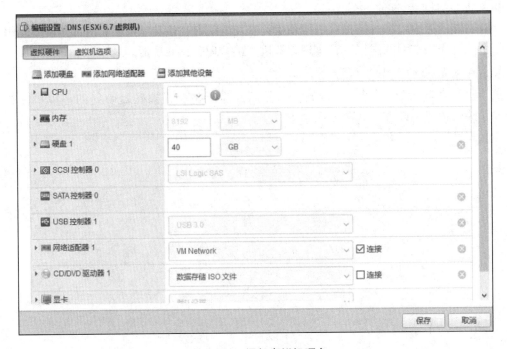

图 3-112 添加虚拟机硬盘

第 3 章　医疗中心医院存储虚拟化

（3）虚拟硬件 – 添加硬件 – 新裸磁盘，见图 3 – 113。

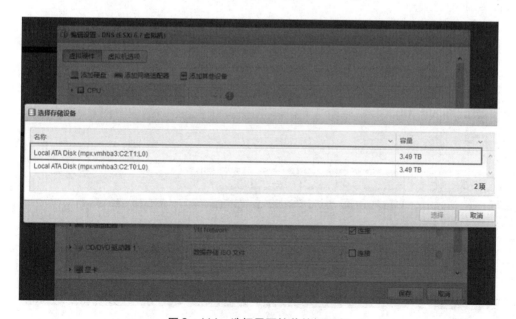

图 3 – 113　添加裸磁盘

（4）选择要挂载到虚拟机的裸盘，确认。见图 3 – 114。

图 3 – 114　选择需要挂载的裸磁盘

添加后，会显示磁盘为物理盘，且无法修改大小。见图 3 – 115。

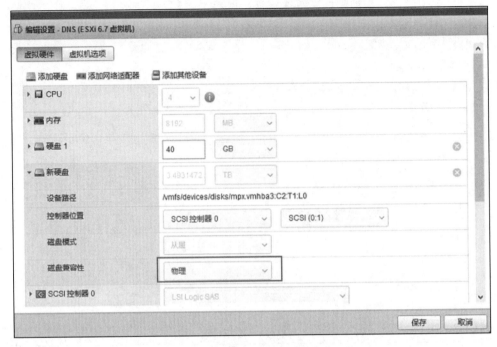

图 3-115 添加完成裸磁盘后情况

（5）保存设置后，进入虚拟机磁盘管理界面，可以看到挂载的物理裸盘。见图 3-116。

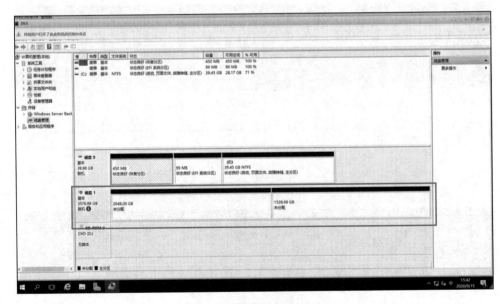

图 3-116 磁盘管理界面

（6）联机格式化后就可以正常使用了，见图3-117。

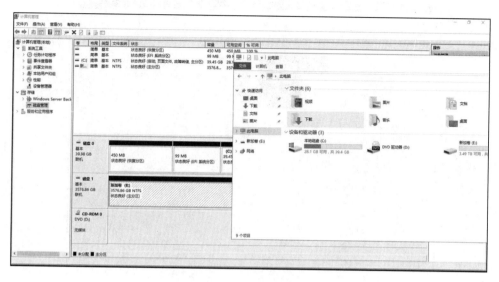

图3-117 联机格式化

3.3.5 任务5 虚拟机的存储热迁移过程

3.3.5.1 任务简介

在本任务小节中，将实现虚拟机的热迁移，通过共享存储的特性，在不关机的情况下，将虚拟机的宿主主机更换为群集内其他主机，实现数据及计算热迁移。

3.3.5.2 任务流程

（1）首先访问vCenter-选中要进行存储热迁移的虚拟机-右键-迁移（在迁移前可以用其他机器ping该虚拟机），见图3-118。

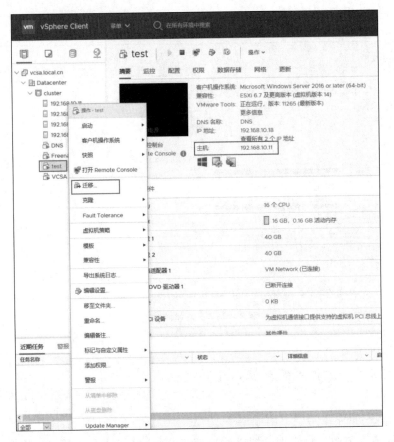

图 3-118 虚拟机热迁移

(2) 选中仅更改存储,见图 3-119。

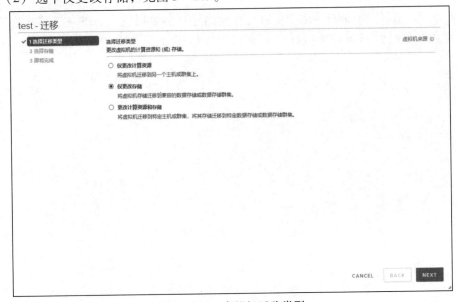

图 3-119 虚拟机迁移类型

第 3 章　医疗中心医院存储虚拟化

（3）选中 iSCSI 存储 – 将存储策略更改为数据存储默认值，磁盘格式更改为精简置备（若非精简置备则需选择与虚拟机所兼容的虚拟磁盘格式），兼容性检查成功，即可点击"下一步"。见图 3 – 120。

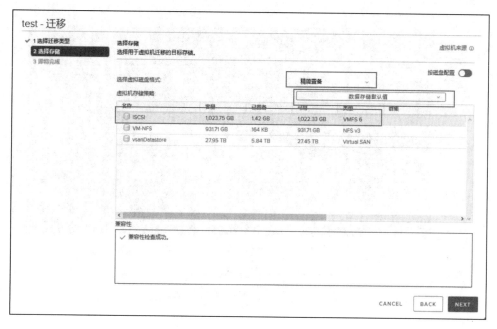

图 3 – 120　虚拟机迁移目标存储

（4）确认无误后提交，见图 3 – 121。

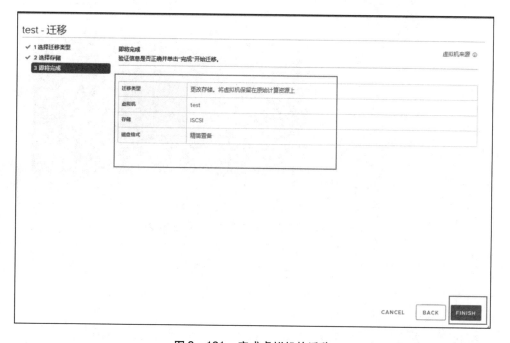

图 3 – 121　完成虚拟机热迁移

（5）迁移中途与完成都不会影响业务，仅仅是完成的时候延迟高了一些（如果需要更改主机，则会在迁移完成的一刻掉几个包，因为虚拟机对应的物理机已经变化 ARP 表要刷新）。见图 3 – 122、图 3 – 123。

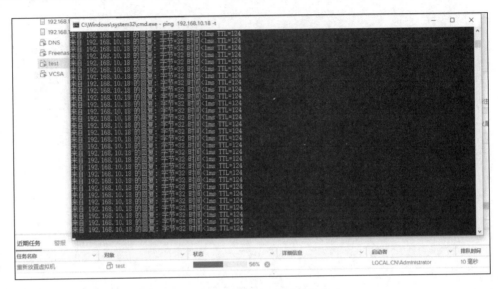

图 3 – 122　测试热迁移时业务状态

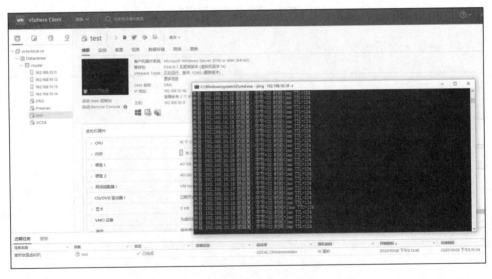

图 3 – 123　完成热迁移过程业务不受影响

3.3.6 任务6 软件定义分布式存储（vSAN）

3.3.6.1 任务简介

在本任务小节中，将为 vSphere 群集配置并启用 vSAN，实现数据中心分部署存储。

3.3.6.2 任务流程

（1）进入 vCenter – 选择对应集群 – 配置 – vSAN – 服务 – 配置 – 启用 vSAN，见图 3 – 124。

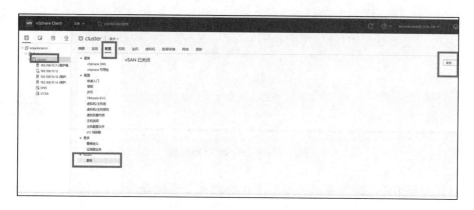

图 3 – 124　vSAN 服务

（2）选择单站点群集，见图 3 – 125。

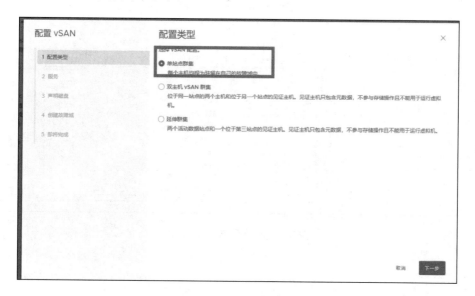

图 3 – 125　vSAN 类型

（3）此处使用默认参数即可（如需去重压缩、需要全闪支持），见图3-126。

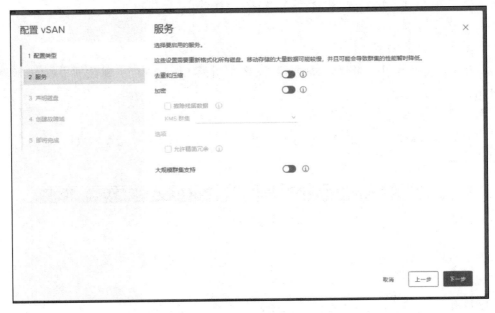

图3-126　vSAN服务配置

（4）将分组依据改为主机，每个主机必须有2个磁盘、1个闪存盘用于做缓存层，另一个HHD或者SSD用于做容量层。见图3-127。

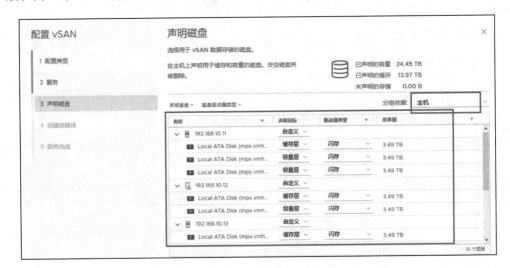

图3-127　vSAN磁盘声明

（5）创建故障域，由于只有 4 台 ESXi 主机只能允许一台机器故障。见图 3 - 128。

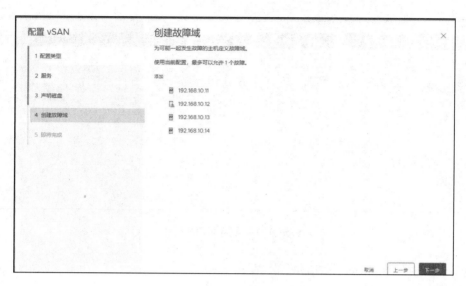

图 3 - 128　vSAN 创建故障域

（6）检查配置，提交任务。见图 3 - 129、图 3 - 130。

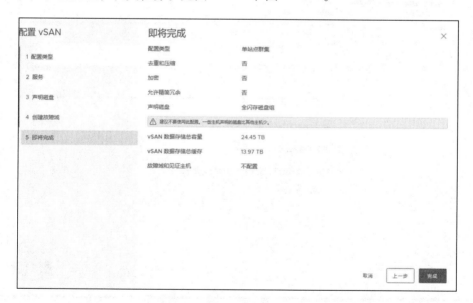

图 3 - 129　完成 vSAN 配置

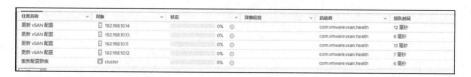

图 3 - 130　vSAN 创建中

(7) 配置每个主机的 vSAN 网络 – 选择主机 – 配置 – VMkernel 适配器 – 添加网络,见图 3 – 131。

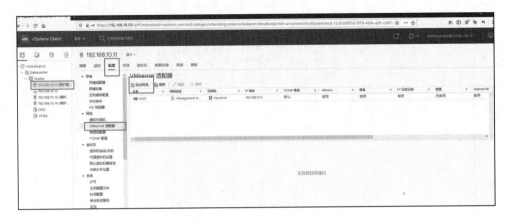

图 3 – 131　配置 vSAN 网络

(8) 选择 VMkernel 网络适配器,见图 3 – 132。

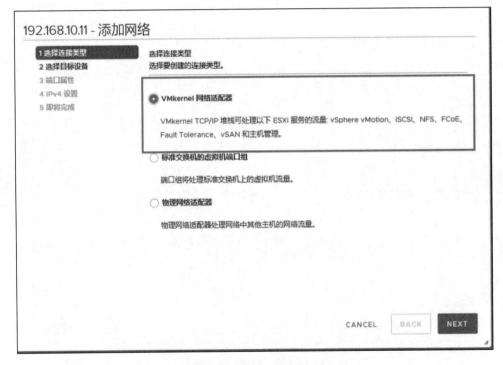

图 3 – 132　选择 vSAN 网络连接类型

(9) 选择现有网络,见图 3-133。

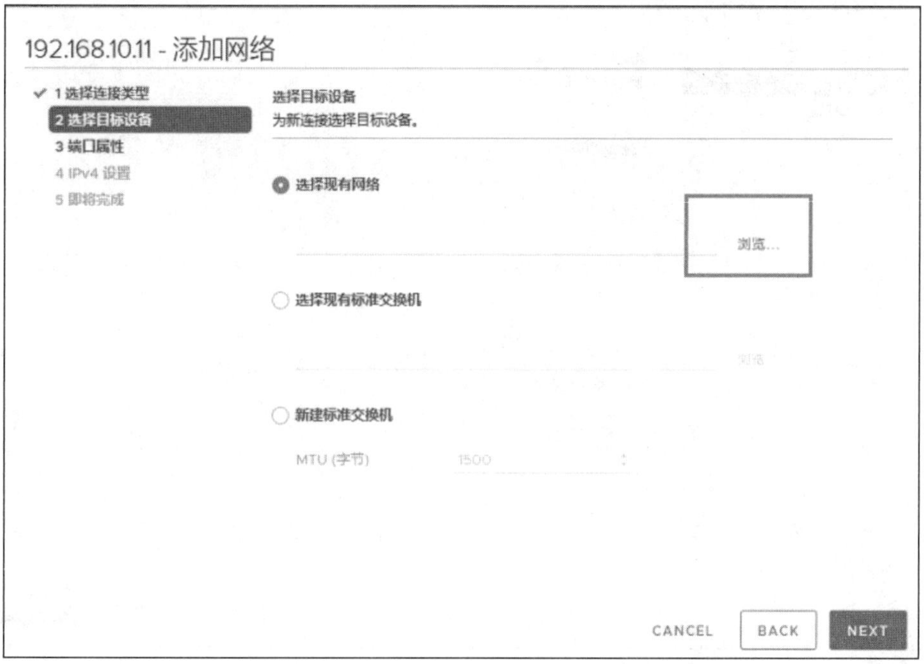

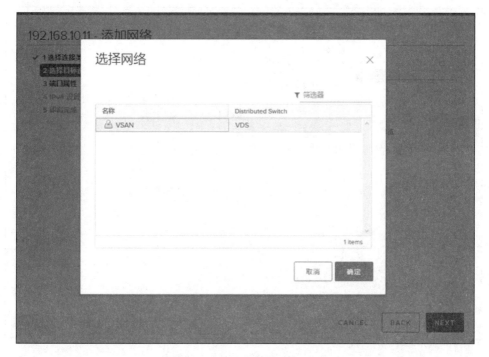

图 3-133 vSAN 网络目标设备

(10) 选择 vSAN 端口组,见图 3-134、图 3-135。

图 3-134 vSAN 网络端口组

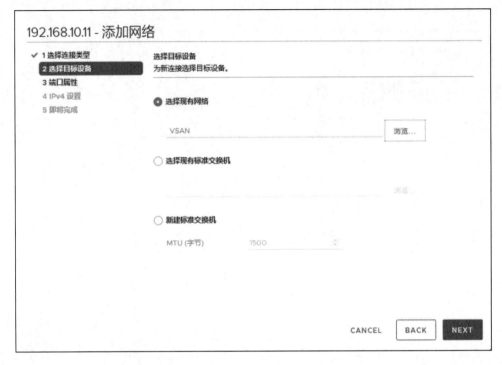

图3-135　vSAN 网络端口组添加后情况

（11）勾选 vSAN 服务，见图3-136。

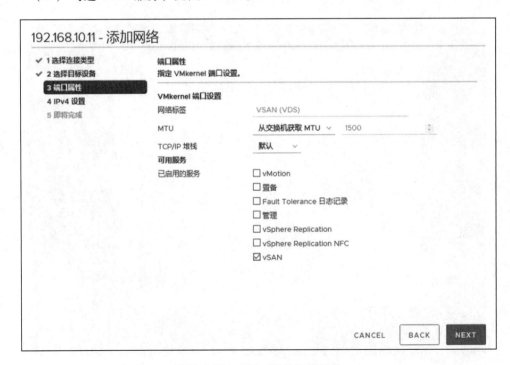

图3-136　启用 vSAN 网络服务

（12）使用静态 IPV4 设置，配置对应网络 IP，见图 3－137。

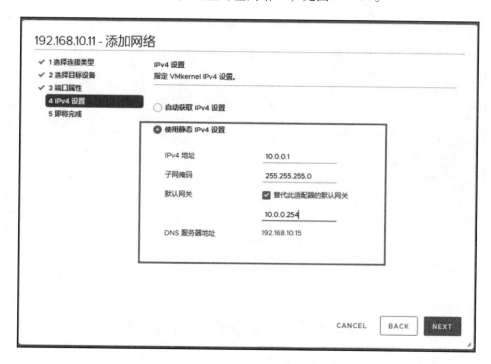

图 3－137　vSAN 网络 IPv4 设置

（13）查看参数后提交，见图 3－138。

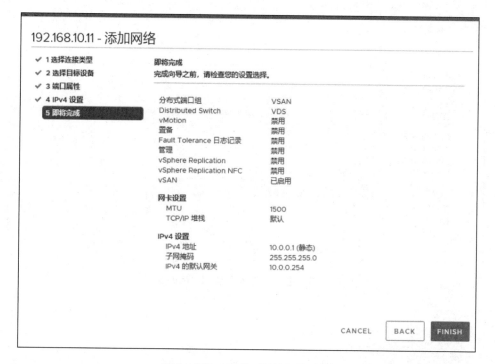

图 3－138　完成 vSAN 网络添加

（14）4 台机器都按照以上配置做，结果见图 3-139 至图 3-142。

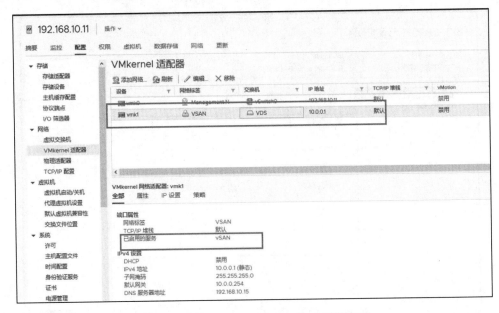

图 3-139　主机 1 完成添加 vSAN 网络情况

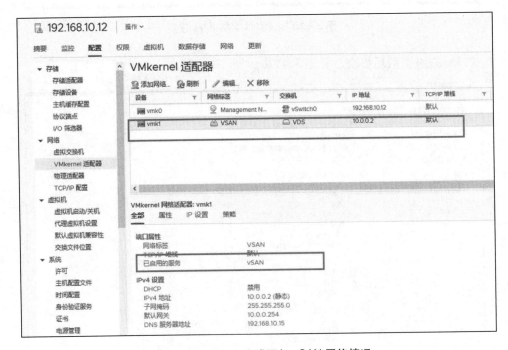

图 3-140　主机 2 完成添加 vSAN 网络情况

第 3 章 医疗中心医院存储虚拟化

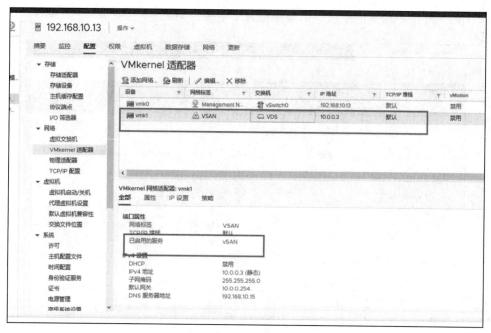

图 3-141 主机 3 完成添加 vSAN 网络情况

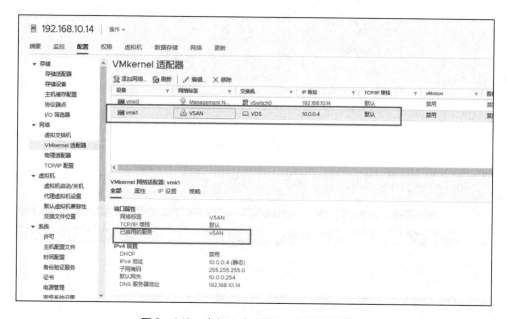

图 3-142 主机 4 完成添加 vSAN 网络情况

(15) 将维护模式的主机退出维护模式，见图 3-143。

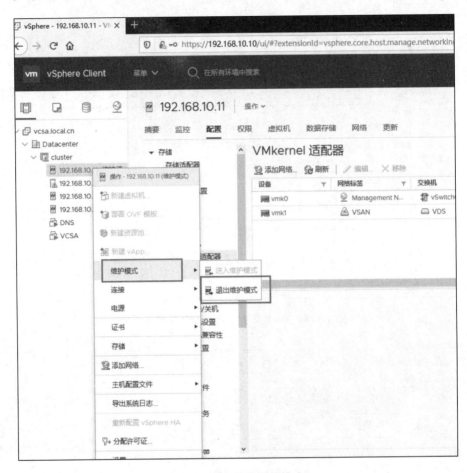

图 3-143 退出维护模式

(16) 检查 vSAN 集群的健康状态，见图 3-144。

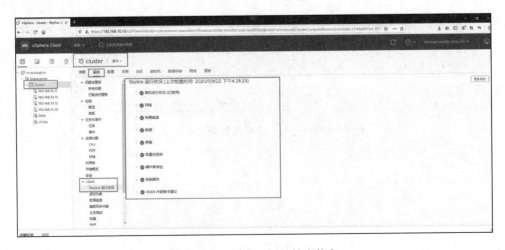

图 3-144 检查 vSAN 健康状态

（17）查看虚拟对象是否正常，见图 3-145。

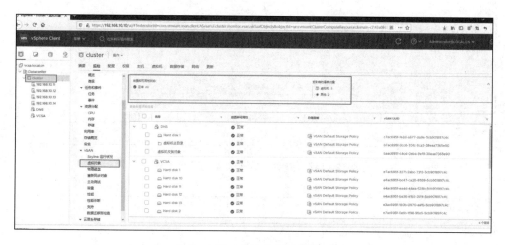

图 3-145　查看虚拟对象情况

（18）至此，vSAN 配置完毕，见图 3-146。

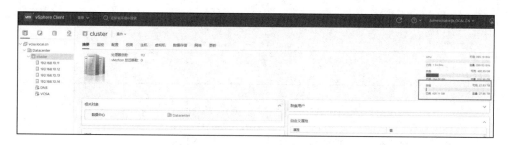

图 3-146　完成 vSAN 配置

3.4　项目验收

本项目完成后，为了确保存储架构功能完好，需要进行检验，检验内容如下：
（1）检查 iSCSI 的路径是否正常，能否正常使用。
（2）检查 nfs 存储上虚拟机是否正常。
（3）检查 vSAN 状态并更改虚拟机的存储策略测试。

3.4.1　iSCSI 存储架构功能验证

（1）在 ESXi 主机中能看到 iSCSI 软件适配器有两个路径、两个设备、1 个目标，且路径状态正常。见图 3-147、图 3-148。

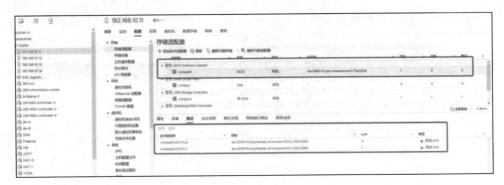

图 3-147　查看 iSCSI 软件适配器状态

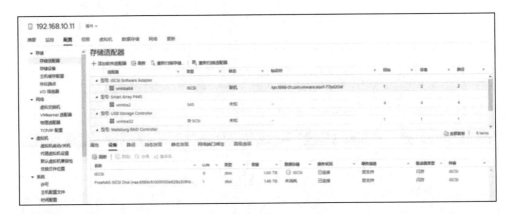

图 3-148　查看 iSCSI 软件适配器状态

（2）检查 4 台主机均正常连接该存储，见图 3-149。

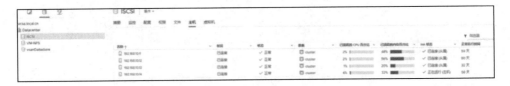

图 3-149　查看主机连接存储状态

（3）使用命令行检查正常，见图 3-150。

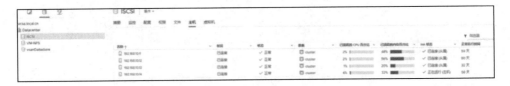

图 3-150　命令行检查状态

3.4.2 NFS 存储架构功能验证

（1）查看 ESXi 主机上的 nfs 存储的连接状态，显示为正常已连接，且具备读写权限。见图 3-151。

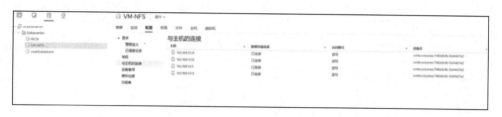

图 3-151　NFS 存储连接状态

（2）使用命令行检查显示正常挂载，见图 3-152。

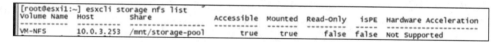

图 3-152　命令行检查挂载情况

3.4.3 vSAN 分布式存储功能验证及存储策略测试

（1）打开群集，检查 vSAN 运行状况，显示正常。见图 3-153。

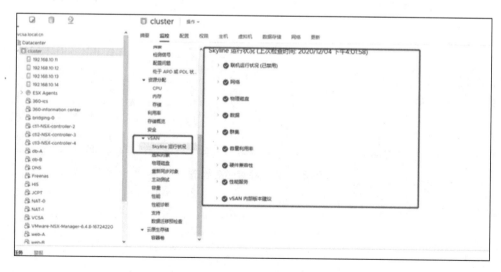

图 3-153　检查 vSAN 运行状态

（2）检查是否有对象需要重新同步，没有即为正常，见图3-154。

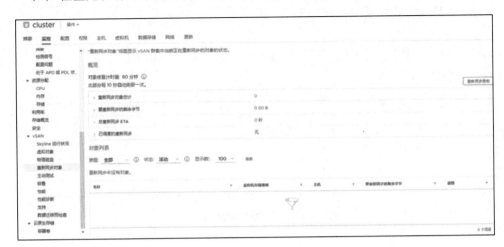

图3-154　检查同步情况

（3）检查磁盘状态为正常，见图3-155。

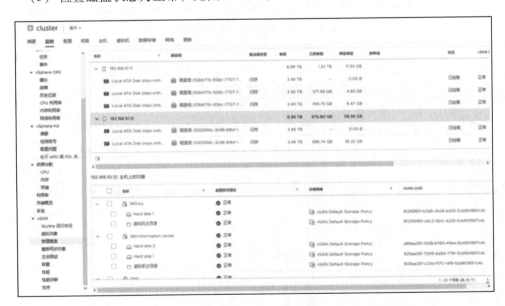

图3-155　检查磁盘状态

（4）修改虚拟机的其中一个虚拟磁盘存储策略改为使用 test 存储策略，见图 3 – 156、图 3 – 157。

更改前：

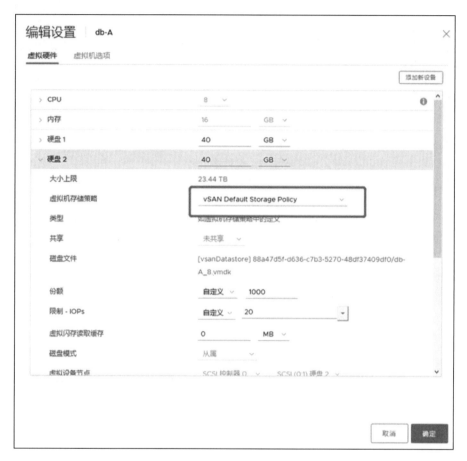

图 3 – 156　查看磁盘存储策略

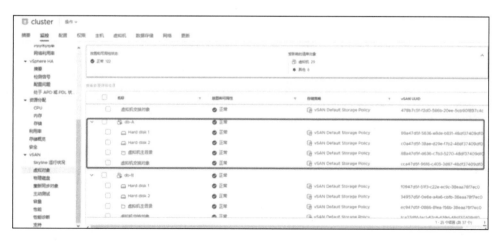

图 3 – 157　修改策略前情况

更改后，见图 3-158、图 3-159。

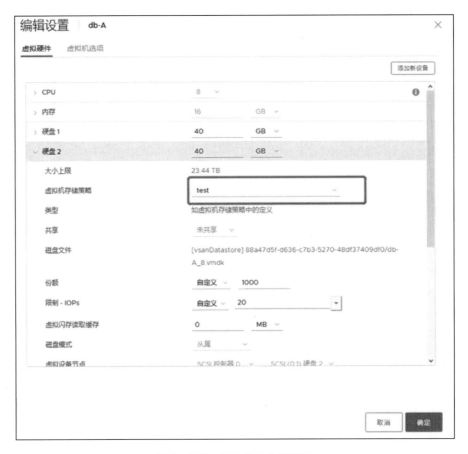

图 3-158　修改磁盘存储策略

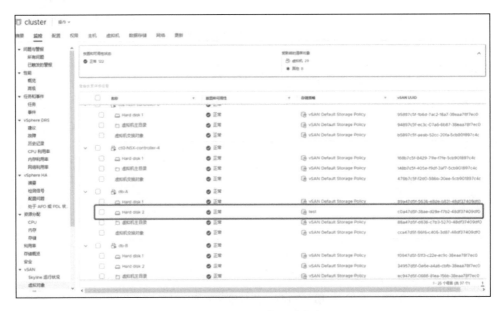

图 3-159　查看修改后状态

第 4 章 医疗中心医院 SDN 网络

在本项目当中，将会涉及在私有云数据中心内实现软件定义网络（software defined network，SDN）架构，通过 SDN 架构实现对医疗中心医院数据中心内部网络部署。在以下内容中，将会对医疗中心医院的传统网络架构进行分析，使用 SDN 架构与传统网络架构对接，为数据中心建立内部网络架构，打造一个高性能的网络环境。

4.1 项目描述

服务器虚拟化在经过多年的发展后已经越来越成熟，被应用的领域也越来越广泛。它有效降低了成本，提高了资源利用率和可用性，同时使运维效率也得到了较大的提升，进而缓解了信息化建设所面临的诸多压力。

虽然服务器虚拟化的普及彻底改变了应用的调配和管理，但是，这些动态工作负载所连接的网络却未能跟上它的发展步伐。网络调配仍然极其缓慢，甚至一个简单的拓扑结构的创建也需要数天或数周时间。

医疗中心医院现有的网络体系结构对底层物理硬件有很大的依赖，他们依赖于专用物理设备，因此灵活性很差。另外，由于各种网络服务的管理界面杂乱无章，非常分散，无法进行统一的集中管理，因此，相应的运维管理工作非常复杂且容易出错。除此之外，这种不灵活的体系结构对工作负载和应用的扩展与迁移都产生了很大的限制。在安全方面，现有的安全防护对虚拟化平台不具感知能力，使用不够灵活，管理难度大，不能很好地满足新架构的需要。见图 4 - 1。

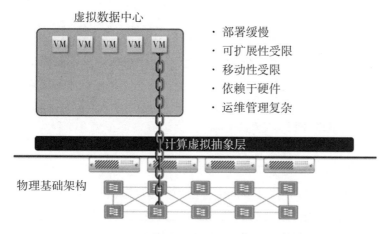

图 4 - 1 现有的网络架构对虚拟数据中心的束缚

通过本项目建设，将为医疗中心医院部署 SDN 网络架构，实现网络自动化部署的同时，减轻网络管理难度，降低整体成本。

4.2 项目关联的核心技术知识点

4.2.1 传统网络架构技术概念

4.2.1.1 传统网络架构

传统网络架构基于实现特定功能的网络设备，例如交换机或路由器。这些设备各自具有特定的功能，这些功能可以很好地协同工作并支持网络。通常将各类路由器、交换机进行连接，将网络功能实现为硬件结构，则可以通过这些网络设备构建出一个十分基础的架构网络。完成对设备的配置通常会提高其网络内部速度，且能十分稳定地实现数据交换。因此，传统网络架构基本遍布于各大数据中心内，并作为核心数据网络架构中的骨干网络服务。

4.2.1.2 传统网络架构特性

传统网络架构作为最基础的网络架构，稳定性是其最为优异的地方，传统网络架构内大多数网络设备都十分成熟，即便是品牌厂商各不同的设备，基本都具有最基础通用的协议进行网络构建，可以配置实现正常高速的网络传输，因此网络稳定性十分高。但同时也暴露了不少缺点。由于设备种类繁多，且每个厂商之间的设备都具有不同的协议、不同的指令配置，专有性的设备让管理难度大幅上升，导致网络架构的灵活性十分低。

4.2.1.3 传统网络架构的劣势

云计算的兴起以及对移动性和远程协作的需求不断增加，这给传统企业网络带来了更大的压力，要求它们像公有云一样执行任务。对于具有这些传统网络的企业，这种情况通常会导致创新、开发和生产的速度变慢。在 IBM 的报告当中，过时且昂贵的传统网络架构无法与当今的混合云和 IT 即服务模式中，与新型业务领域中的软件定义网络架构保持一致，在混合的 IT 环境中进行自动化和优化的网络。软件定义网络在未来将帮助企业进行更大的创新并降低整体网络架构的成本和复杂性。

4.2.2 新一代 SDN 网络架构

4.2.2.1 SDN（软件定义网络）架构

传统网络架构，尤其是需要手动配置维护的传统网络设备，根本无法跟上现代技术的步伐。对于大多数传统网络而言，现代企业用户所需的不断增长的需求太多了。为了解决传统网络架构所带来的瓶颈与弊端，SDN 架构正在蓬勃发展。

SDN 即软件定义网络，但 SDN 并非技术层面上的定义，而是一种网络架构的设计理念。传统网络架构使用交换机、路由器和其他物理基础结构来创建连接并运行网络。但 SDN 的设计理念是将网络硬件打造成可以集中式软件管理，可编程化，控制转发层面分开。SDN 可以通过强大的软件兼容性，通过与应用程序编程接口直接与应用程序进行链接，增强应用程序的网络性能和安全性，并可以根据需求进行配置更改，打造更为灵活、动态的网络体系结构。

4.2.2.2 SDN 设计理念

SDN 架构将控制平面与数据平面分开，这也是 SDN 最主要的核心架构设计内容，通过分开平面，可以实现打破传统网络架构的各种弊端。但 SDN 的核心理念则是让应用程序或服务参与对整体网络架构的控制及管理。因此，SDN 架构将网络架构分为三个层面。见图 4 - 2。

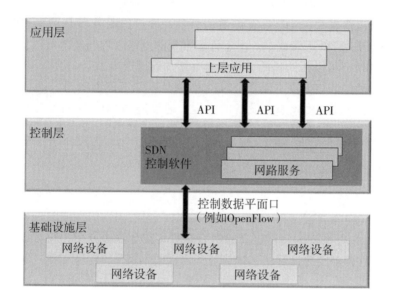

图 4 - 2 SDN 架构示意

在 SDN 的应用层中，应用程序通过 API 对 SDN 控制层面中的控制器进行编程，加快网络的简易部署，不再需要像传统网络架构手动为每个应用进行网络配置，一切由 API 进行部署，实现网络部署的自动化。

SDN 的控制层则担当了对所有网络服务设备的管理，控制层面则相当于传统网络架构中的手动网络架构配置。但两者不同的是 SDN 中的控制层可实现自动化。由于控制层是纯软件类型，相当于是虚拟的网络设备，因此在控制层面中，并不会出现如传统网络架构中各大厂商的配置指令等不同，打破了厂家垄断，解决了网络架构兼容性的问题。

基础设施层则是接入传统网络架构，相当于是 SDN 架构中的网络出口，通过 OpenFlow 等协议，将 SDN 架构中的网络数据转发至物理设备平台。

4.2.2.3 SDN 网络架构优势

相对于传统网络架构，SDN 可以带来更多的好处：

(1) 集中式网络配置。SDN 通过提供整个网络的统一视角来帮助集中企业管理和供应。SDN 还可以加快服务交付速度，并提高在中央位置配置虚拟和物理网络设备的敏捷性。

(2) 整体企业管理。通过 SDN 架构网络，快速部署与统一管理足以应对处理请求不断增长的需求，而不会影响您的网络。此外，与简单网络管理协议（simple network mangement protocol，SNMP）不同，SDN 支持对来自中央控制器的物理和虚拟交换机以及网络设备的管理。

(3) 更好的安全性。网络数据给防火墙和内容审计带来了挑战，个人移动办公应用进一步加剧了这一挑战。SDN 控制器通过建立用于控制企业安全和策略信息的中央控制点，应对并处理日常网络安全审计并维持网络架构整体性。

(4) 降低运营成本。SDN 具有高效的管理，改进的服务器利用率和改进的虚拟化控制，可以帮助降低运营成本。由于许多常规的网络管理问题都可以自动化和集中处理，因此 SDN 还可以帮助降低运营成本并增加管理成本。

(5) 节省硬件，减少资本支出。SDN 架构具有强大的兼容性，有助于重新利用现有网络设备，并简化优化原有设备的过程。通过遵循 SDN 控制器的指示，可以重新利用较旧的硬件，以部署成本较低的情况达到最佳效果。

4.2.3 VMware 上的 SDN——NSX

4.2.3.1 VMware NSX

VMware NSX 是领先的软件定义的网络连接和安全解决方案，它可以提高运营效率，发挥敏捷性并可实现能够快速响应业务需求的延展性。它可在单一解决方案中提供大量不同的服务，包括虚拟防火墙、VPN、负载平衡和 GENEVE 扩展网络。见图 4-3。

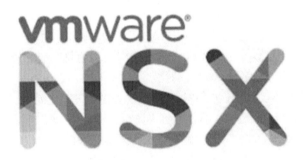

图 4-3 VMware NSX

NSX 可实现网络和安全保护虚拟化，从而创建高效、敏捷且可延展的逻辑结构，并满足虚拟数据中心的性能和可扩展性要求。NSX 采用虚拟安全设备架构。虚拟工作负载网络流量会流经这些设备，并且在此应用了防火墙和负载平衡等一系列服务。集成合作伙伴的第三方服务也可通过这些设备访问网络流量。使最终用户可以自信地虚拟化关键业务应用，构建安全敏捷的私有云，并保护虚拟桌面解决方案的安全。

VMware 软件定义的网络与安全解决方案能够以编程的方式将虚拟网络调配、添加到工作负载，以及在当前数据中心乃至多个数据中心内根据需要在任何地方放置、移动或扩展。此外，网络和安全服务的调配和操作提供了一个开放式框架以集成第三方硬件或软件服务。这样，通过一个集成式可延展平台即可大幅简化操作、实现资源的高效利用和提高敏捷性，从而根据业务需要进行扩展。

就像服务器虚拟化将虚拟机从底层 X86 服务器硬件分离出来以改变计算运营模式一样，NSX 将基于软件的虚拟网络从底层网络硬件分离出来，以便支持新的网络运营模式。

4.2.3.2　VMware NSX——逻辑交换机、逻辑路由及防火墙

NSX 逻辑交换机是 VMware vDS（分布式交换机）的升级版，除了能通过 vDS 链接现有网络以外，NSX 可进一步地进行动态建立在 vSphere 集群内逻辑交换机，实现在集群内跨虚拟主机数据交换。

逻辑交换机具有以下特性：

（1）基于 ESXi 主机内建立。

（2）数据可横跨在 NSX 控制器所接管的 ESXi 主机。

（3）与底层网络完全分开，无需对物理网络进行变更。

（4）使用 VXLAN 协议进行跨二层及三层的二层网络交换。

NSX 的逻辑路由器共分为两种，一种是分布式逻辑路由器，另一种是集中式逻辑路由。

分布式逻辑路由器提供对数据中心内的虚拟主机进行东西向的数据交换，基于内核进行数据交换，换而言之，则是在虚拟主机群集中进行横向数据交换的。

集中式逻辑路由，通常称为 Edge 逻辑路由，则充当边界路由的角色，负责虚拟网络与物理网络的数据交换。

集中式逻辑路由器具有以下特性：

（1）支持各大开放性路由协议（如 OSPF、BGP）。

（2）支持 vSphere 的高可用机制。

（3）在群集内部数据交换可达到最佳性能。

NSX 内也提供 L2 – L4 的标准防火墙功能，与分布式逻辑路由一样，直接内建于 ESXi 内核中，可以为虚拟主机群集提供横向数据交换保护，通过集中式逻辑路由，也可达到边界防火墙的功能。防火墙具有以下特性：

（1）对每个虚拟机进行审计，等同于每个虚拟机都具有防火墙功能。

（2）提供 L2 – L4 的数据包审计。

（3）搭配域控制器实现基于身份识别的防火墙策略。

（4）可以通过第三方厂商的安全方案，对 L4 – L7 进行安全审计。

4.3 项目实施

本项目将按照以下拓扑规划,实现数据中心内建 SDN,与传统网络架构相交接,在不更改传统网络架构的前提下实现网络之间的无缝融合。见图 4-4。

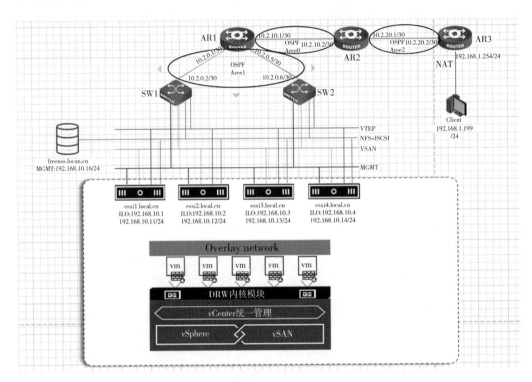

图 4-4 数据中心内建 SDN 拓扑

4.3.1 任务 1 SDN 管理平面和控制平面的安装

4.3.1.1 任务简介

在本任务小节中,将进行 VMware NSX 的管理平面与控制平面安装。

4.3.1.2 任务流程

(1) 在安装 NSX 之前,先添加对应的 DNS 解析。见图 4-5 至图 4-8。

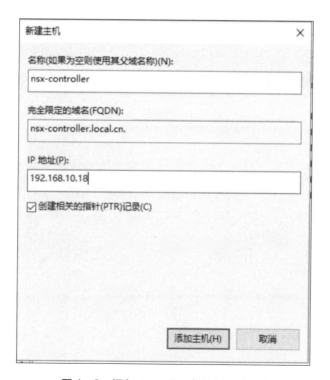

图 4-5　添加 manager 主机 DNS 解析

图 4-6　添加 controller 主机 DNS 解析

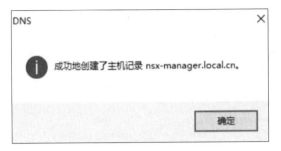

图 4-7　成功添加 manager 主机解析

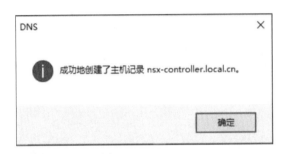

图 4-8　成功添加 controller 主机解析

（2）添加 DNS 解析后，选择集群或者主机右键 – 部署 OVF 模板 – 选择对应的 NSX OVA 文件。见图 4-9。

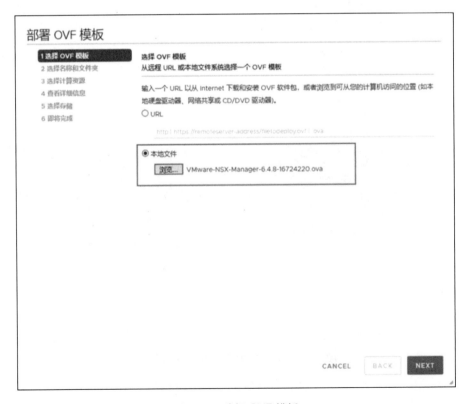

图 4-9　选择 OVF 模板

第4章 医疗中心医院 SDN 网络

（3）选择虚拟机放置目录，见图4-10。

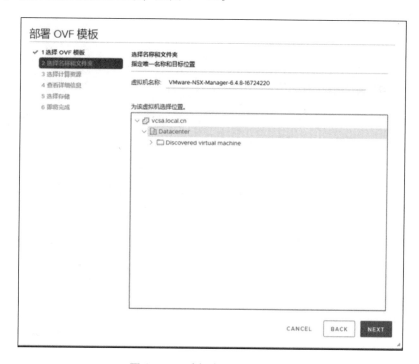

图4-10 选择虚拟机放置路径

（4）选择计算资源，见图4-11。

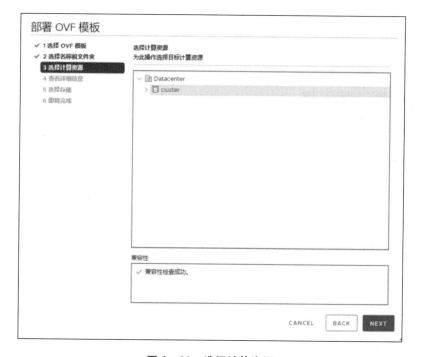

图4-11 选择计算资源

(5) 查看 OVA 信息,见图 4-12。

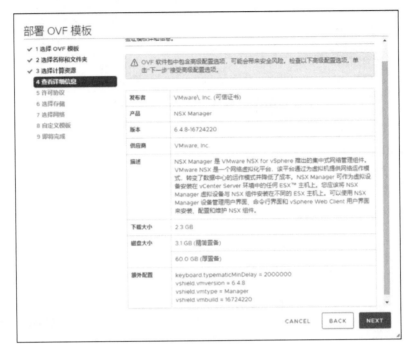

图 4-12　查看 OVA 信息

(6) 同意协议,见图 4-13。

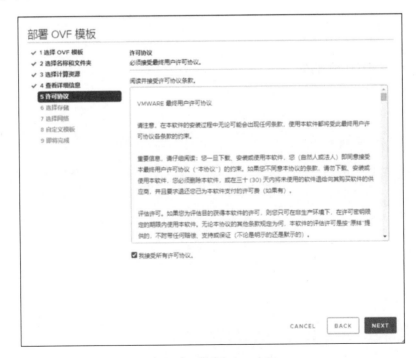

图 4-13　部署模板许可协议

(7) 选择虚机放置的存储,见图 4-14。

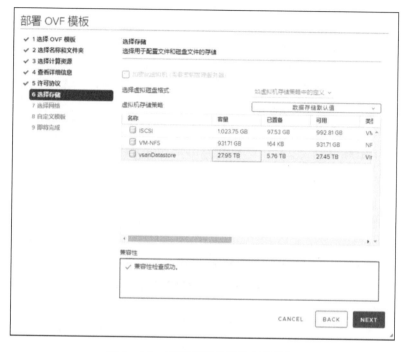

图 4-14　OVF 部署使用的存储选择

(8) 选择管理网络对应的端口组,见图 4-15。

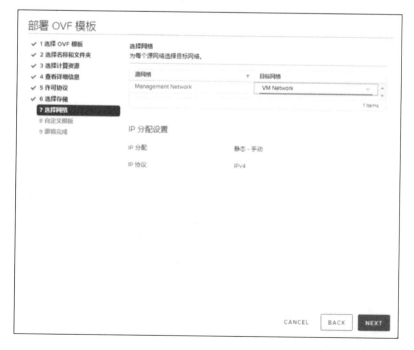

图 4-15　选择网络

（9）需要展开选项填入以下内容：

第一项，管理员密码和特权模式密码。见图4-16。

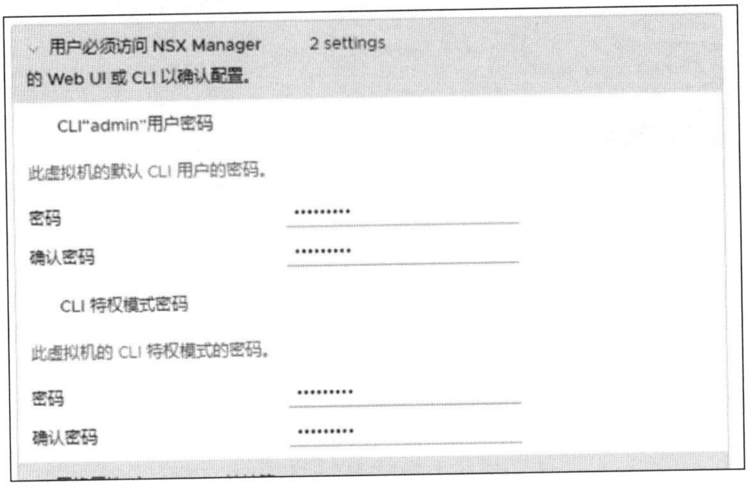

图4-16 管理员与特权模式密码设置

第二项，主机名和网络信息。见图4-17。

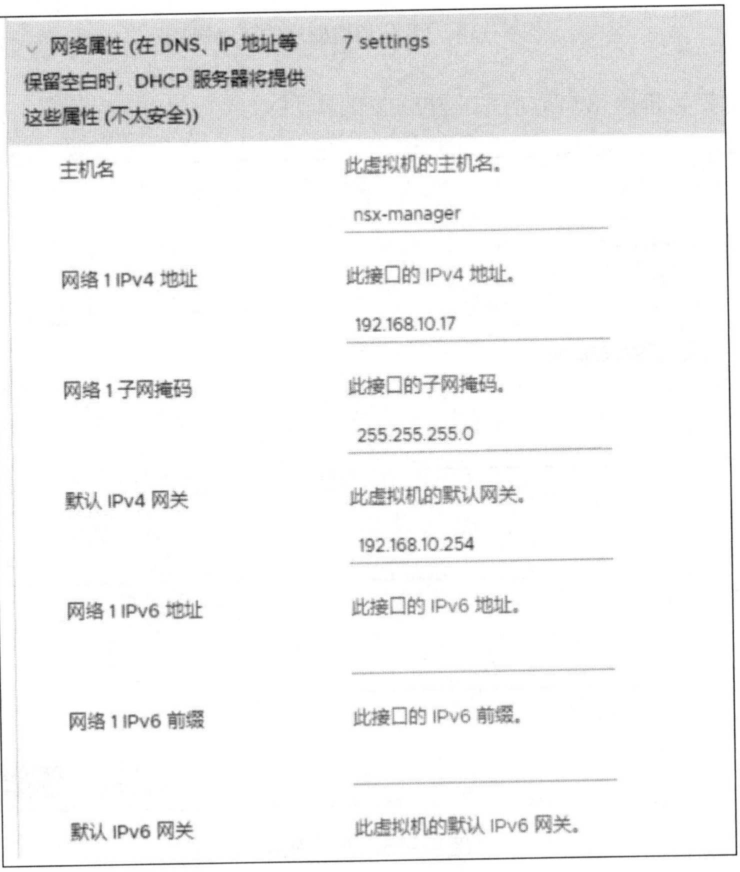

图4-17 主机及网络信息设置

第4章　医疗中心医院 SDN 网络

第三项，DNS 服务器和域名。见图 4-18。

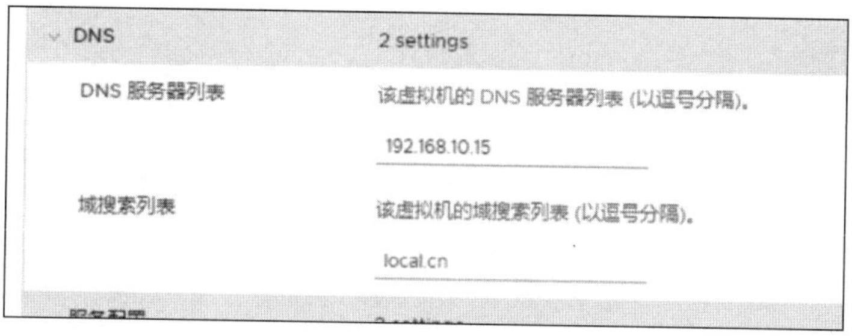

图 4-18　DNS 域名设置

第四项，设置 NTP（SSH 看情况是否启用）。见图 4-19。

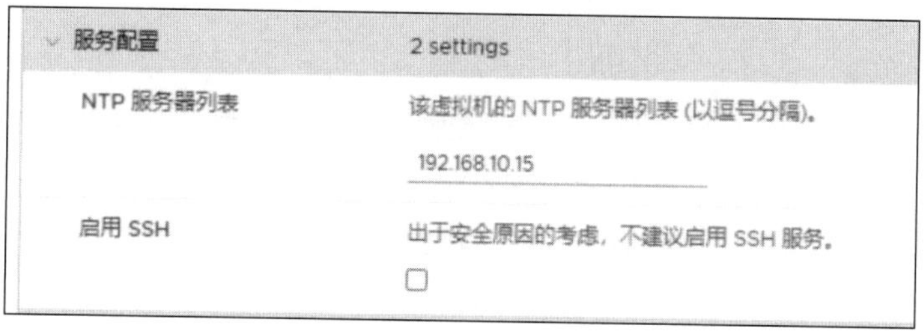

图 4-19　NTP 服务器设置

第五项，选择是否加入客户体验。见图 4-20。

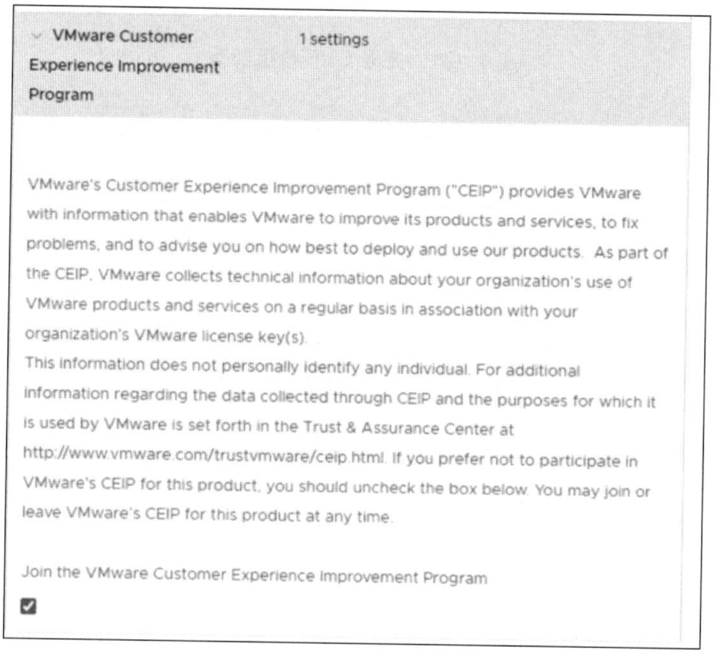

图 4-20　加入客户体验

（10）检查是否有误，无误后提交。见图4-21。

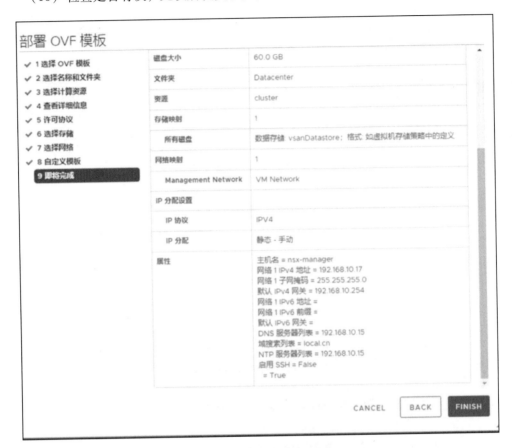

图4-21 完成OVF模板部署

（11）导入完毕后，右键-启动-打开虚拟机电源。见图4-22、图4-23。

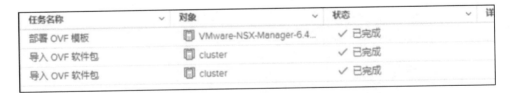

图4-22 模板部署完成状态

第 4 章　医疗中心医院 SDN 网络

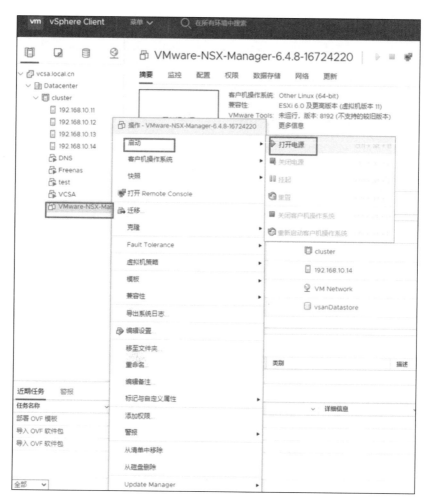

图 4-23　启动 NSX 虚拟机

（12）等 NSX 管理端准备好后，从 Web 访问其管理页面。见图 4-24。

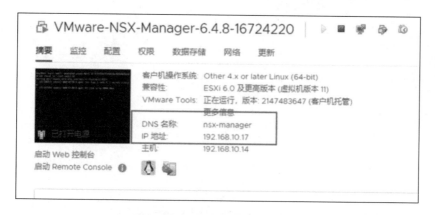

图 4-24　查看 NSX 管理机地址

(13) 访问时出现证书错误，忽略即可。见图4–25。

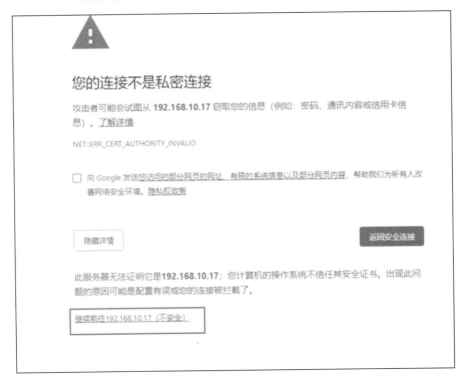

图4–25 证书错误

(14) 输入账号密码，见图4–26。

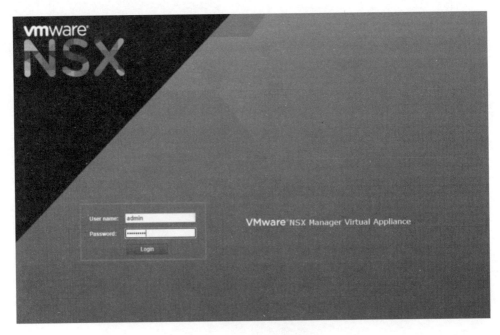

图4–26 NSX登录界面

第 4 章　医疗中心医院 SDN 网络

(15) 登录后见图 4-27。

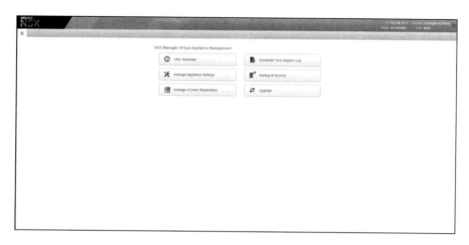

图 4-27　NSX 登录后界面

(16) 点击"管理应用设置",见图 4-28。

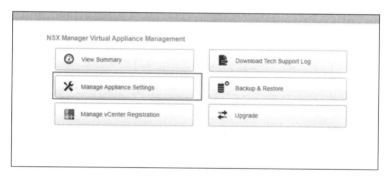

图 4-28　管理应用设置

(17) 点击 General-Time Settings,修改时区为"亚洲/上海",见图 4-29、图 4-30。

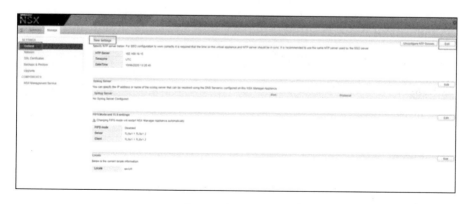

图 4-29　修改时区

医疗行业超融合云数据中心深度实践

图 4-30　选择时区

（18）修改后见图 4-31。

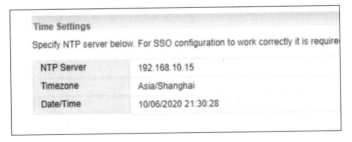

图 4-31　时间设置概况

（19）点击左侧的"NSX 管理服务"，见图 4-32。

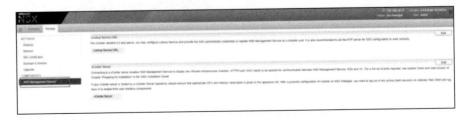

图 4-32　NSX 管理服务

170

(20) 将 NSX 与 VC 绑定,编辑设置。见图 4-33。

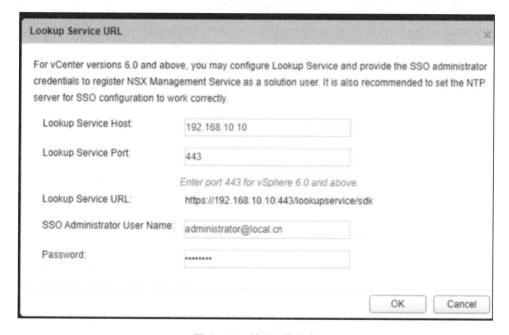

图 4-33 NSX 与 VC 绑定

(21) 输入 VC IP 具有管理员权限的账号密码,确认提交。见图 4-34。

图 4-34 输入 VC 信息

(22) 证书指纹点击"Yes",见图 4-35。

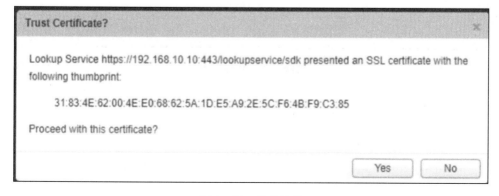

图 4-35 证书指纹

(23) 输入 VC IP 与具有管理员权限账号密码，见图 4-36。

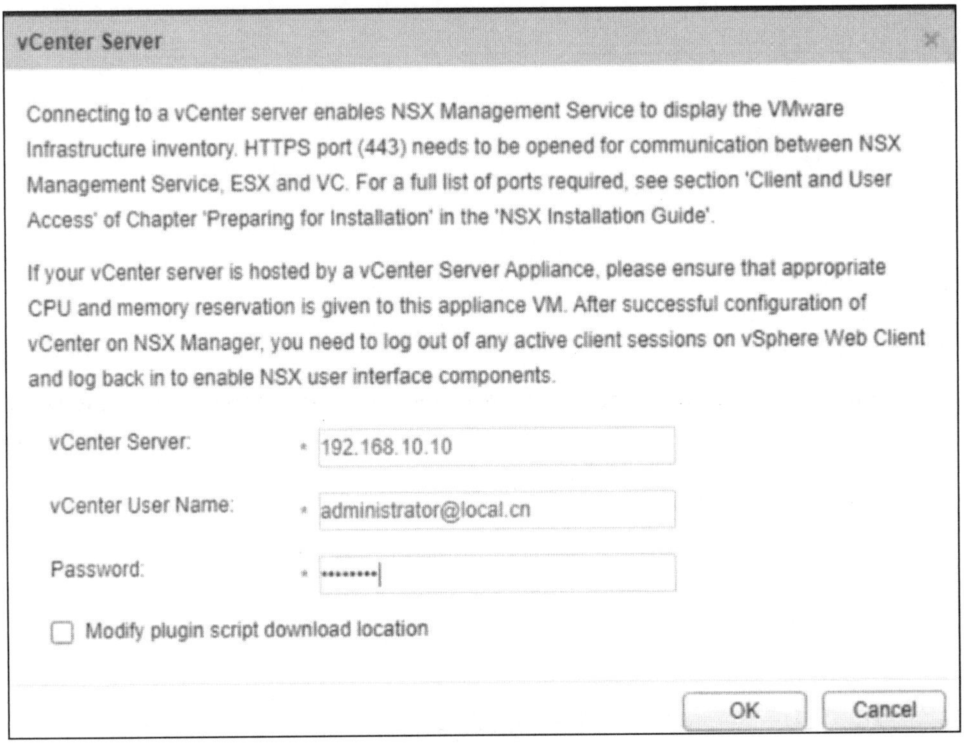

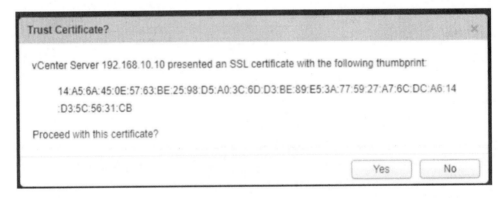

图 4-36　VC 账号信息输入

(24) 信任证书见图 4-37。

图 4-37　信任证书

（25）配置完成后见图 4-38。

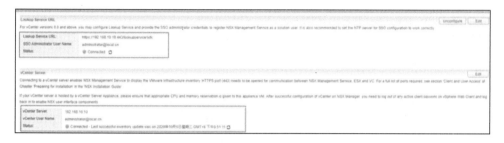

图 4-38 完成 NSX 与 VC 绑定配置

（26）回到 vCenter 界面，注销账号，重新登录，会有以下提示。见图 4-39。

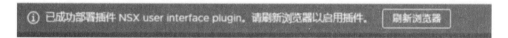

图 4-39 刷新 vCenter 界面

刷新浏览器页面后，点击菜单会看到多了一项网络和安全。见图 4-40。

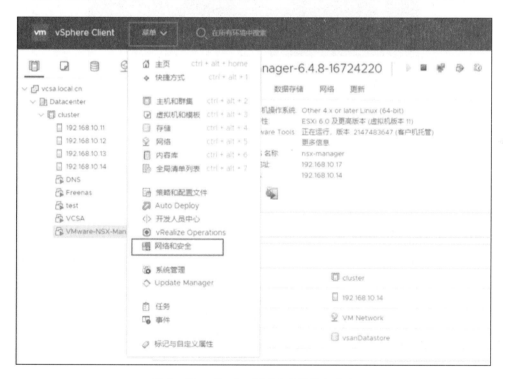

图 4-40 vCenter 界面中的网络与安全

(27) 点击"进入",界面见图 4-41。

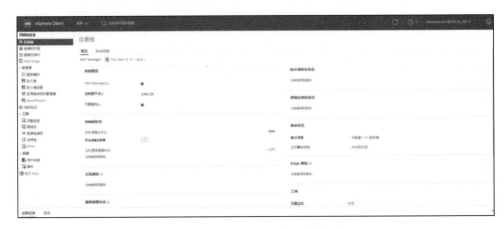

图 4-41 网络与安全内容界面

(28) 再安装配置之前先点击菜单 - 系统管理来给产品授权。见图 4-42。

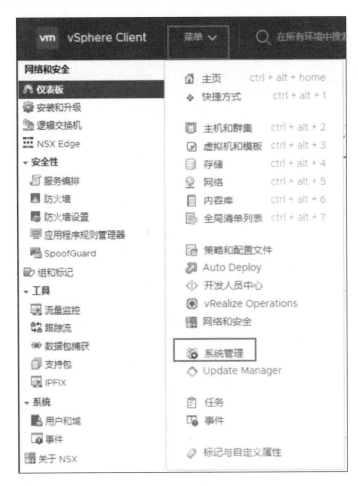

图 4-42 授权 NSX

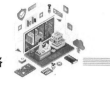

(29) 点击许可 – 许可证 – 资产 – 解决方案，见图 4 – 43。

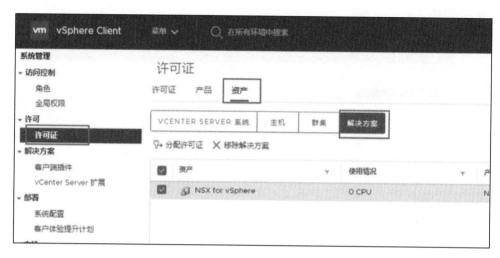

图 4 – 43　NSX 资产授权

(30) 添加 NSX 授权分配给该资产，见图 4 – 44。

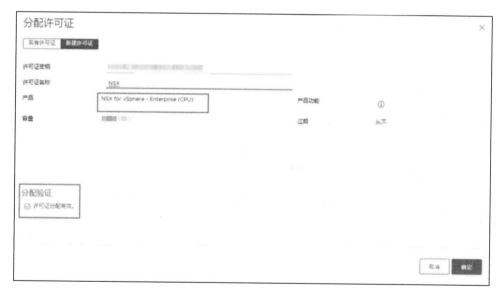

图 4 – 44　分配许可证

（31）回到网络和安全界面，点击左侧"安装和升级"-选择"NSX Controller 节点"。见图 4-45。

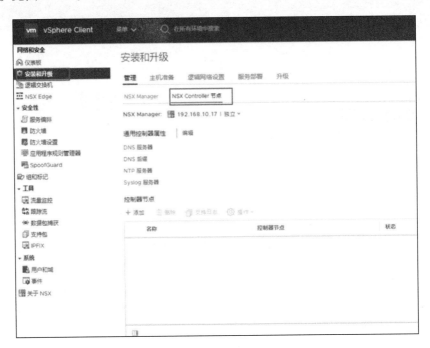

图 4-45　安装升级 NSX 控制节点

（32）编辑通用控制器属性，见图 4-46。

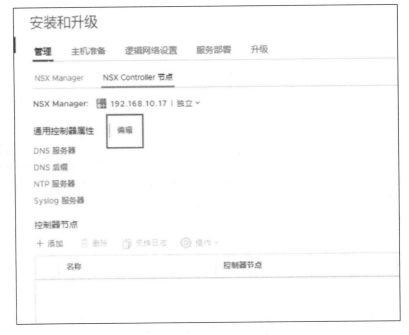

图 4-46　配置通用控制器属性

第 4 章　医疗中心医院 SDN 网络

（33）输入参数，syslog 服务器如果环境有也可以添加，点击"保存"。见图 4 - 47、图 4 - 48。

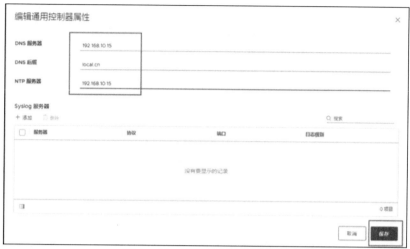

图 4 - 47　编辑通用控制器属性

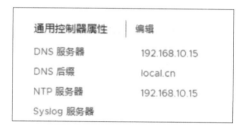

图 4 - 48　通用控制器属性摘要

（34）选择"控制器节点 - 添加"，见图 4 - 49。

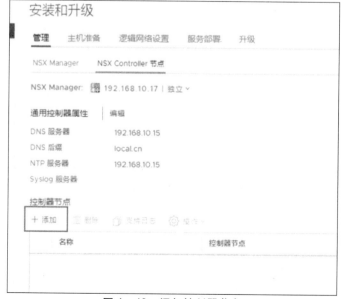

图 4 - 49　添加控制器节点

(35) 设置控制器密码,见图 4-50。

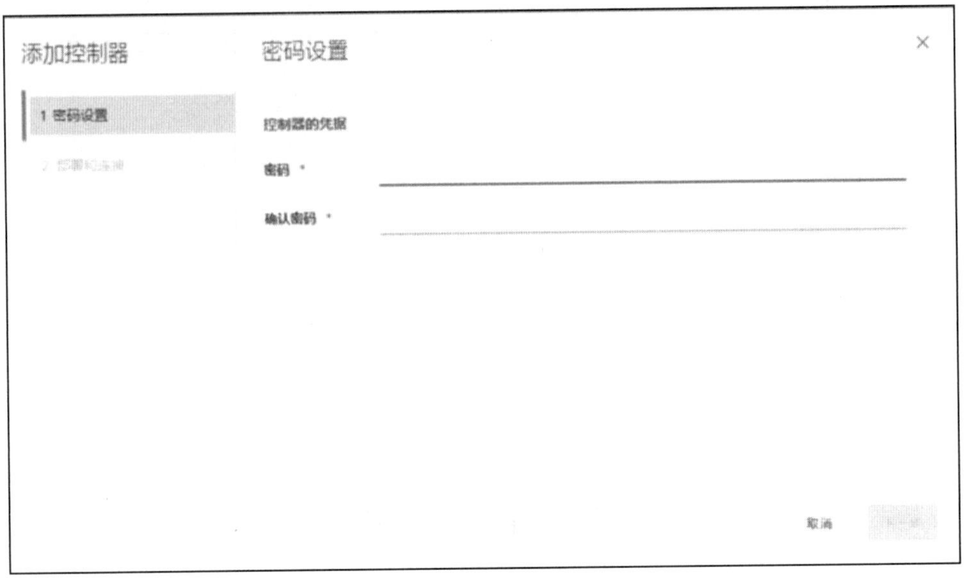

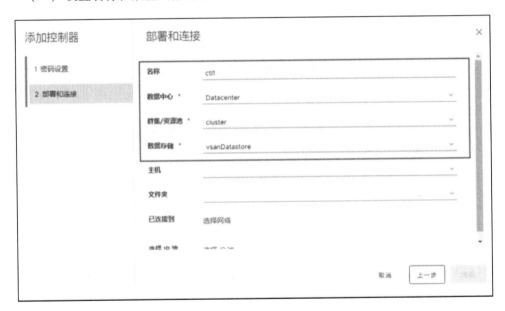

图 4-50 设置控制器密码

(36) 设置名称,放置的数据中心、群集、存储等,见图 4-51。

图 4-51 部署和连接控制器

(37) 选择连接的网络,需要能与 manager 通信。见图 4-52、图 4-53。

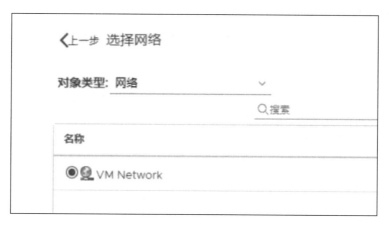

图 4-52 选择连接网络

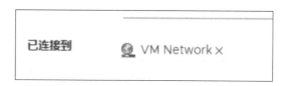

图 4-53 连接网络后状态

(38) 选择 IP 池 - 如果没有创建则手动创建 IP 池,见图 4-54。

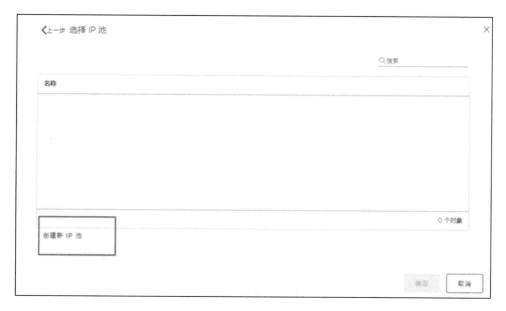

图 4-54 创建 IP 池

（39）设置地址池名称、网关、掩码长度、DNS、DNS 后缀、IP 地址范围后保存。见图 4-55。

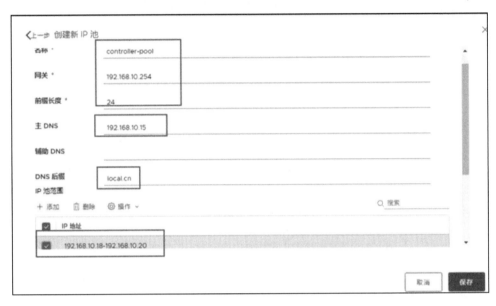

图 4-55　设置地址池信息

（40）选择该地址池，点击"确定"。见图 4-56。

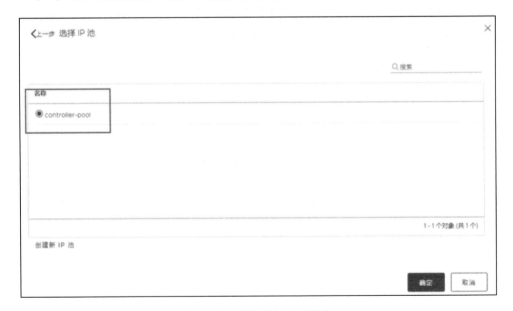

图 4-56　添加地址池后状态

(41) 确认无误后提交任务，见图 4-57。

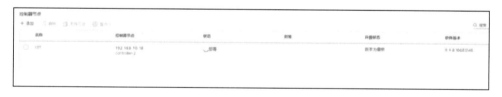

图 4-57　完成控制器添加

(42) 等待部署完成，见图 4-58。

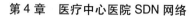

图 4-58　正在部署控制器节点

注意：第一个控制器部署完成 [当控制器状态为正在部署（Deploying）] 时，请勿在您的环境中添加或修改逻辑交换机或分布式路由。另外，不要继续进行主机准备过程。在向控制器群集添加新的控制器后，所有控制器都将在短时间（不超过 5 分钟）内处于非活动状态。在此停机期间，任何与控制器相关的操作（例如，主机准备）都可能导致出现意外结果。即使主机准备可能看上去成功完成，但 SSL 证书可能无法正确建立，因此会导致 VXLAN 网络中出现问题，见图 4-59。

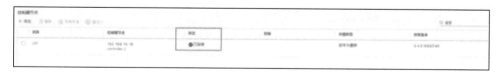

图 4-59　完成控制器节点部署

(43) 第一个控制器部署好之后，部署第二个和第三个，流程和上面一样（名称注意要不一样），完成后见图4-60。

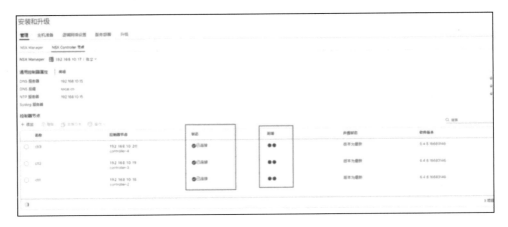

图4-60　部署第二个控制器

（44）进入网络和安全界面，点击"安装和升级"-主机准备-安装NSX，见图4-61。

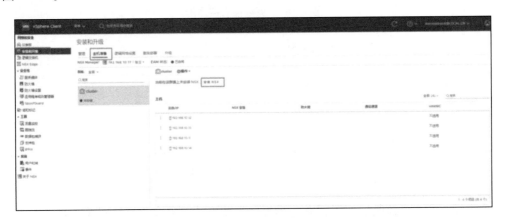

图4-61　安装NSX

（45）提示是否要安装，点击"是"。见图4-62。

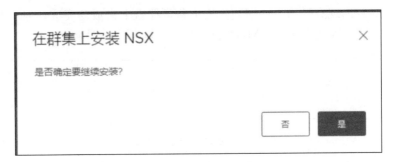

图4-62　确认安装对话框

第 4 章 医疗中心医院 SDN 网络

（46）自动安装中，见图 4-63。

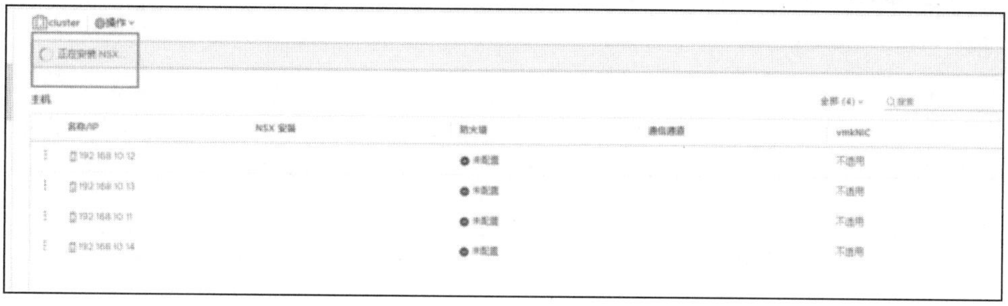

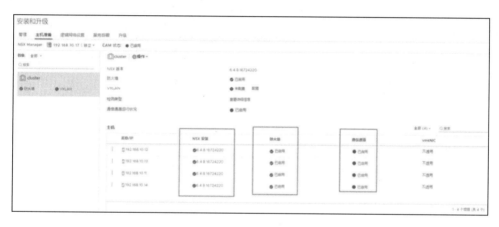

图 4-63 安装 NSX 进行中

（47）安装完毕后，需要看到 NSX 安装、防火墙、通信通道都是健康的状态。见图 4-64。

图 4-64 完成安装 NSX 后状态

4.3.2 任务 2 SDN 定义大二层逻辑网络

4.3.2.1 任务简介

在本任务小节中，将进行 VMware NSX 的大二层网络功能部署，实现二层网络交换隧道。

4.3.2.2 任务流程

（1）进入网络菜单，选择对应数据中心 - 右键 - Distributed Switch - 新建 Distributed Switch。见图 4-65。

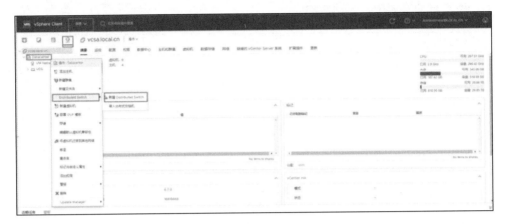

图 4-65　新建 Distributed Switch

（2）设置 VDS 名称，点击"NEXT"。见图 4-66。

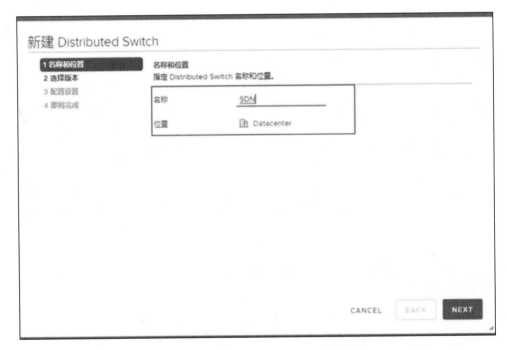

图 4-66　设置 Distributed Switch 名称和位置

第 4 章　医疗中心医院 SDN 网络

（3）版本默认即可，见图 4-67。

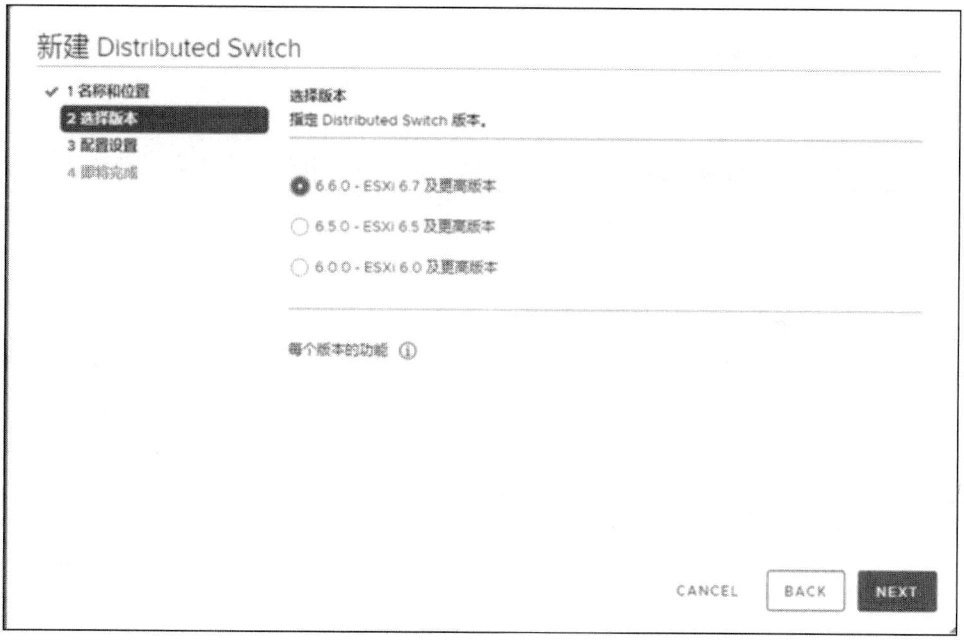

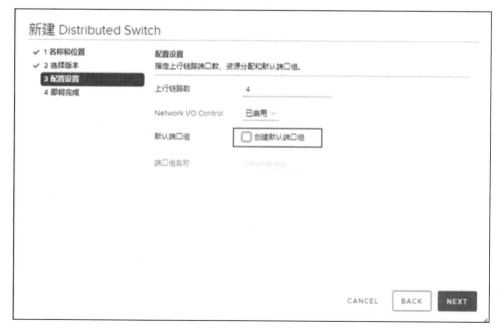

图 4-67　选择 ESXi 版本

（4）取消默认创建端口组，上行链路口根据实际环境配置。见图 4-68。

图 4-68　Distributed Switch 上行链路

(5) 点击"FINISH",见图 4–69。

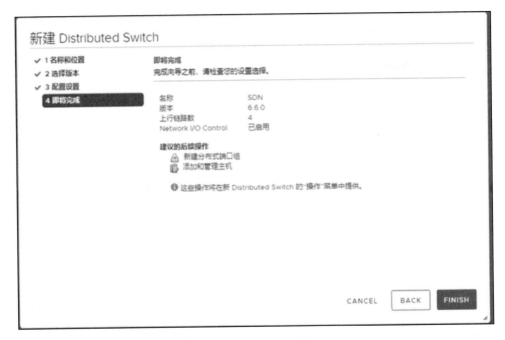

图 4–69　完成 Distributed Switch 配置

(6) 选择刚刚创建好的分布式交换机 SDN,右击"添加和管理主机",见图 4–70。

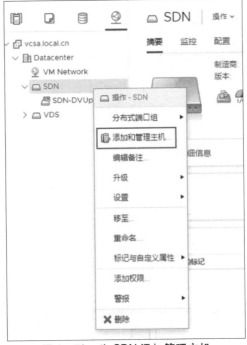

图 4–70　为 SDN 添加管理主机

(7) 选择添加主机，见图 4-71。

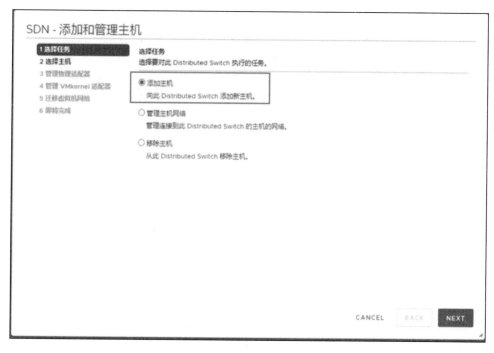

图 4-71　选择添加任务

(8) 点击"新主机"，见图 4-72。

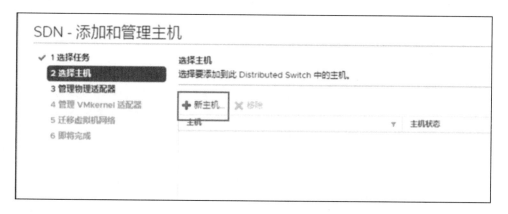

图 4-72　为 SDN 添加主机

(9) 勾选需要添加的主机，见图 4-73。

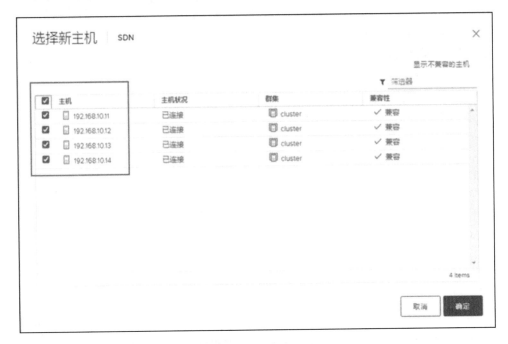

图 4-73　添加已有主机

(10) 确认无误后点击"NEXT"，见图 4-74。

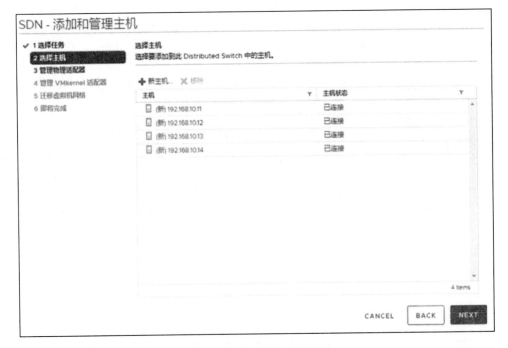

图 4-74　显示添加主机信息

第4章 医疗中心医院 SDN 网络

（11）选择规划好的物理适配器分配给该 VDS（由于环境限制只有一个接口，实际环境应该考虑冗余等），选中物理适配器，点击分配上行链路。见图 4-75。

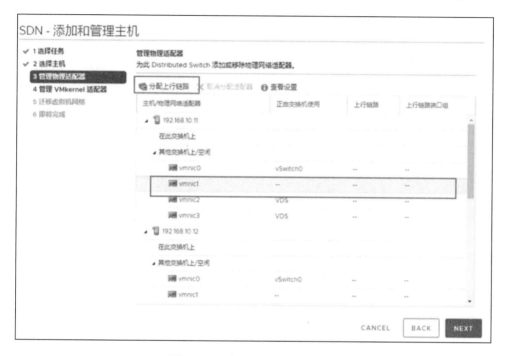

图 4-75 为 SDN 分配上行链路

（12）勾选将此上行链路分配应用于其他主机（需要的主机物理网卡是一样，否则不建议勾选），见图 4-76。

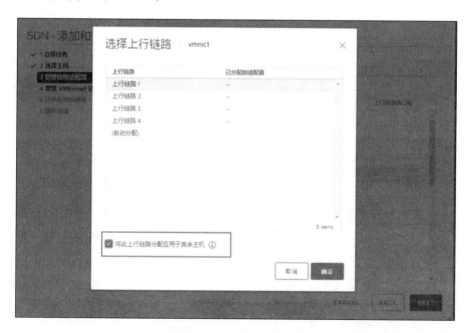

图 4-76 选择上行链路

(13)分配好网卡后,点击"NEXT"。见图4-77。

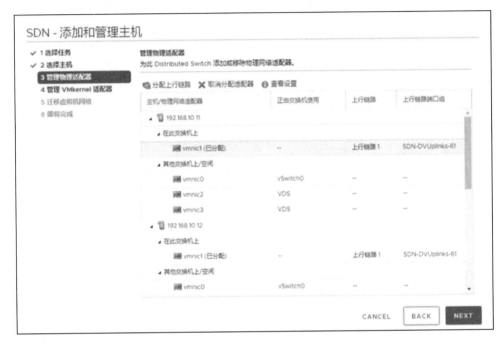

图4-77　SDN分配上行链路情况

(14)使用默认参数即可,见图4-78。

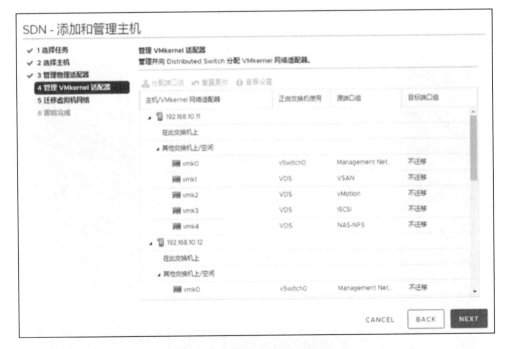

图4-78　SDN分配管理适配器

(15)使用默认参数,点击"NEXT",见图4-79。

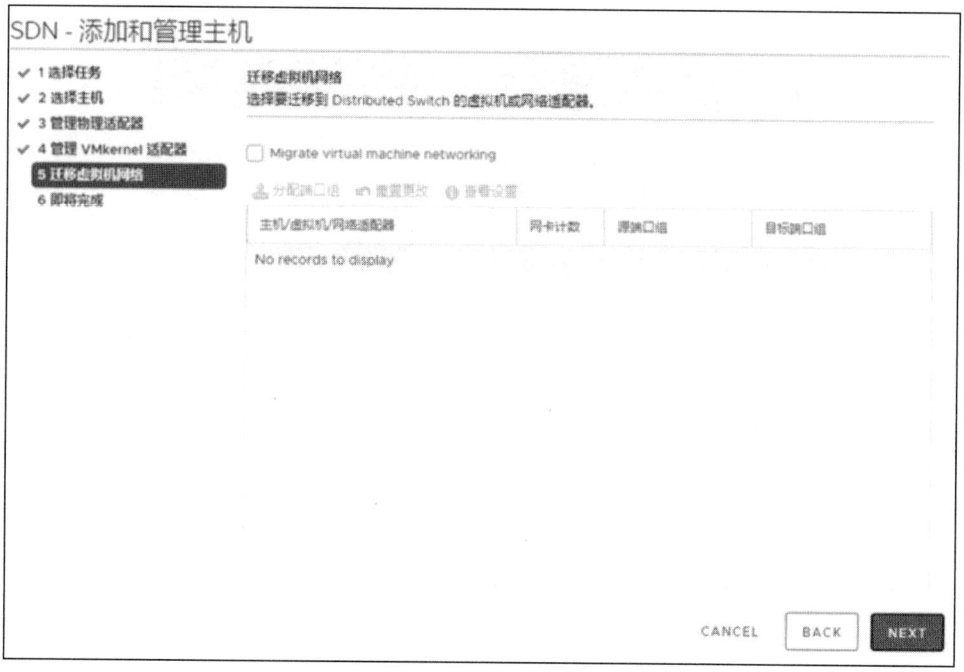

图4-79 迁移虚拟网络

(16)检查无误后提交,见图4-80。

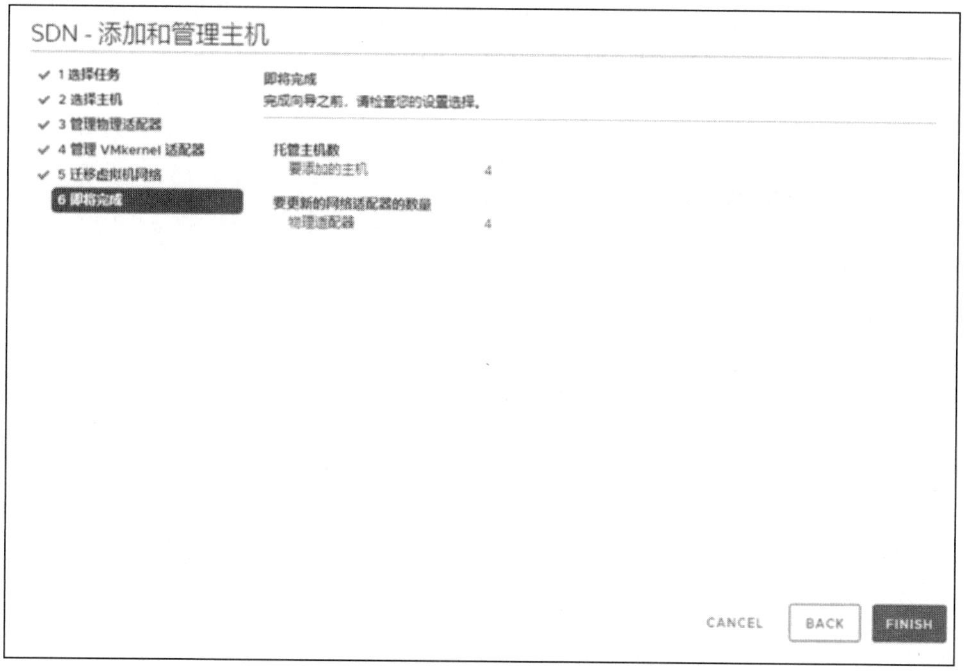

图4-80 完成SDN主机添加

（17）选中刚刚创建的 SDN 分布式交换机 - 右键 - 设置 - 编辑设置，见图 4 - 81。

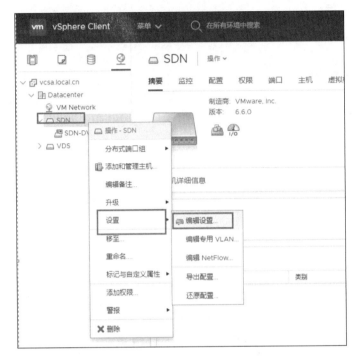

图 4 - 81　编辑 SDN 交换机

（18）选中高级选项卡 - 将 MTU 改为 1600（物理交换机对应的口应该将 MTU 改为 1600 或以上，否则会有通信问题）提交。见图 4 - 82。

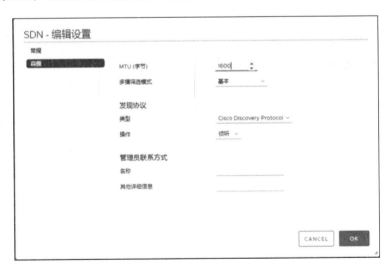

图 4 - 82　修改 SDN 交换机 MTU 的值

(19) 回到网络和安全菜单，选中"安装和升级" – "主机准备"，点击"VX-LAN"配置。见图 4 – 83。

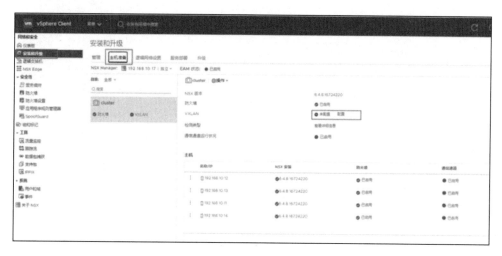

图 4 – 83　VXLAN 配置

(20) 交换机选择刚刚创建好的 SDN，VLAN 可以自己自定义或者使用默认，mtu 必须 1600 或以上，vmkNIC 地址可以 DHCP 系统自动分配或自定义 IP 池。这里使用 VLAN2，点击"新增 IP 池"。见图 4 – 84。

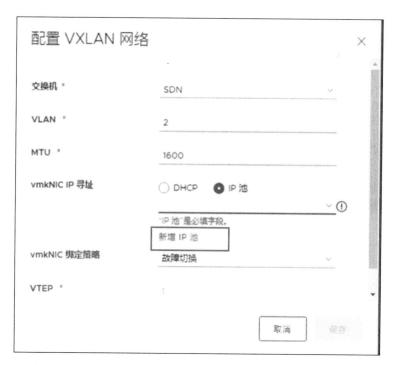

图 4 – 84　VXLAN 配置对话框

(21) 设置名称、网关、前缀长度、DNS 等，见图 4-85、图 4-86。

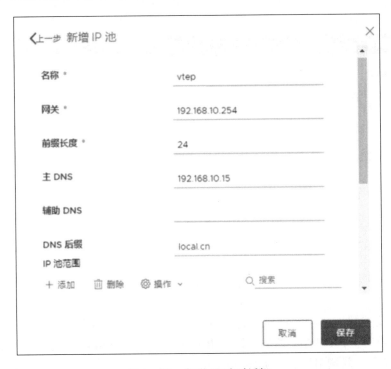

图 4-85　新增 IP 池对话框

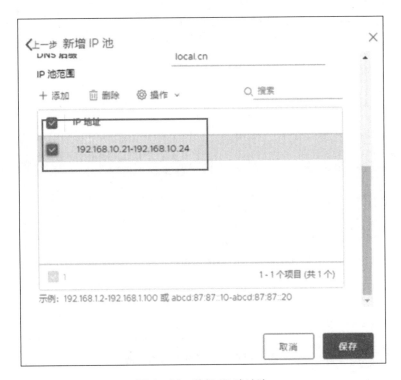

图 4-86　选择 IP 地址池

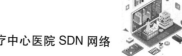

第 4 章　医疗中心医院 SDN 网络

（22）确认无误后，点击"保存"。见图 4-87。

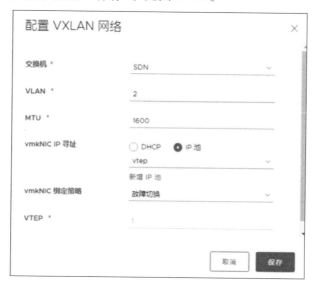

图 4-87　确认 VXLAN 配置信息

（23）点击"安装和升级"-"逻辑网络设置"-"分段 ID"，编辑使用的 VNI（分段 ID 可以理解为 VLAN ID。但与 VLAN ID 不同的是，分段 ID 的数量可多达 1600 万个）。见图 4-88。

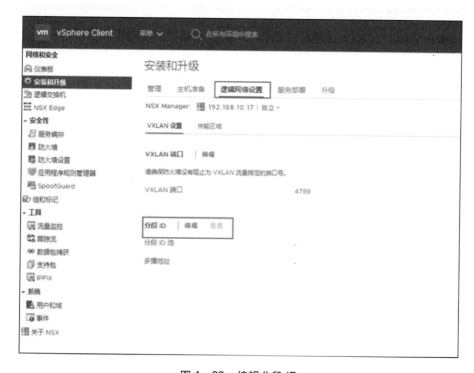

图 4-88　编辑分段 ID

195

(24)这里我们使用 5000～5999 作为分段 ID，不使用多播。见图 4-89、图 4-90。

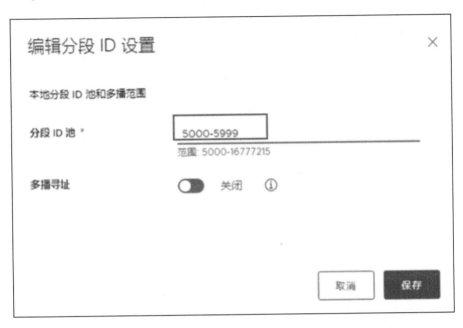

图 4-89　分段 ID 池设置

图 4-90　查看逻辑网络信息

第 4 章 医疗中心医院 SDN 网络

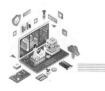

(25)接下来,需要创建传输区域 - 点击"安装和升级" - "逻辑网络设置" - "传输区域" - "添加",见图 4 - 91。

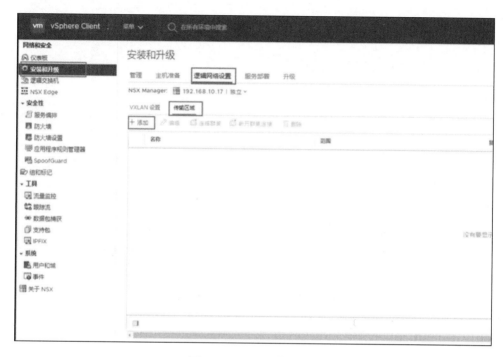

图 4 - 91 创建传输区域

(26)新建 3 个传输区域,分别是 web-A、web-B、db 都使用单播的复制模式,选择要应用的群集。见图 4 - 92 至图 4 - 95。

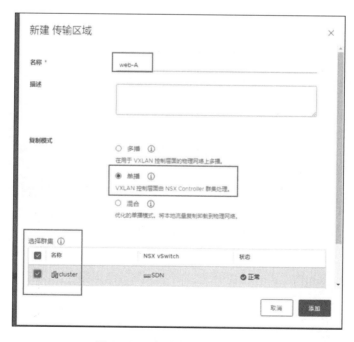

图 4 - 92 新建传输区域 web-A

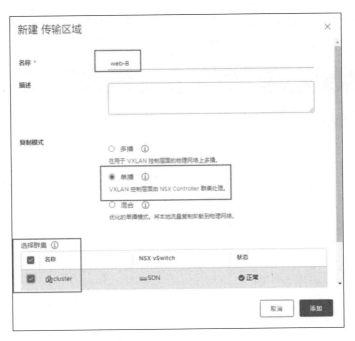

图 4-93 新建传输区域 web-B

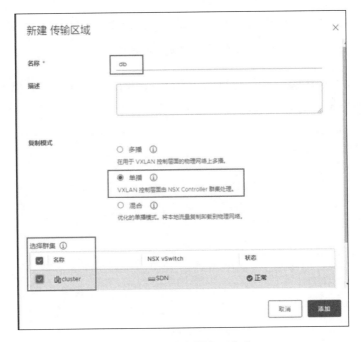

图 4-94 新建传输区域 db

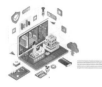

第 4 章 医疗中心医院 SDN 网络

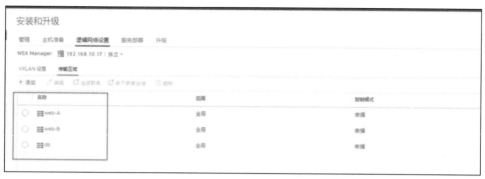

图 4-95 传输区域情况

（27）进入网络和安全界面，选择左侧"逻辑交换机"-"添加"，见图 4-96。

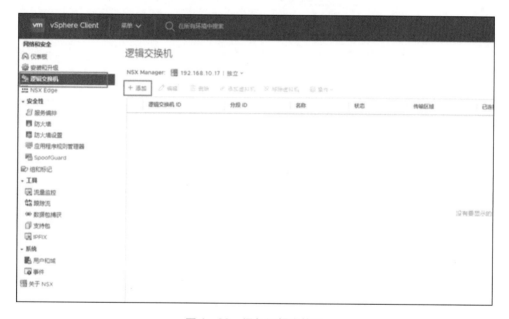

图 4-96 添加逻辑交换机

（28）输入逻辑交换机名称，选择要 web-A 传输区域，使用单播，并启用 IP 发现与 mac 地址学习。见图 4-97、图 4-98。

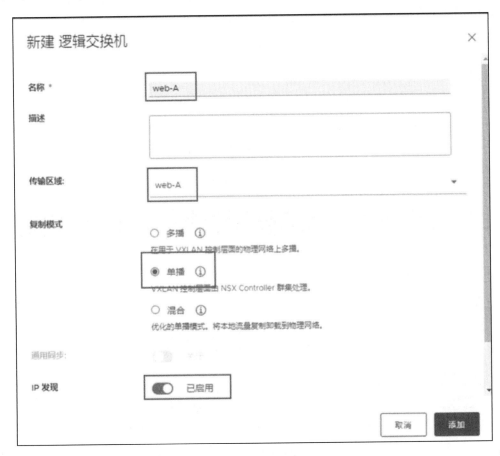

图 4-97　为 web-A 传输区域创建逻辑交换机

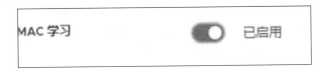

图 4-98　启用 MAC 地址学习

（29）其余两个逻辑交换机与 web-A 一样，连接到对应的传输区域，复制模式也是单播，启用 IP 发现和 mac 学习。见图 4－99、图 4－100。

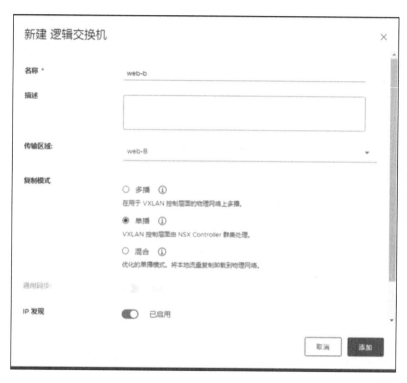

图 4－99　为 web-B 传输区域创建逻辑交换机

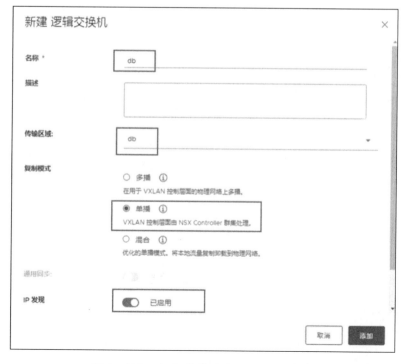

图 4－100　为 db 传输区域创建逻辑交换机

(30)创建完毕后见图4-101。

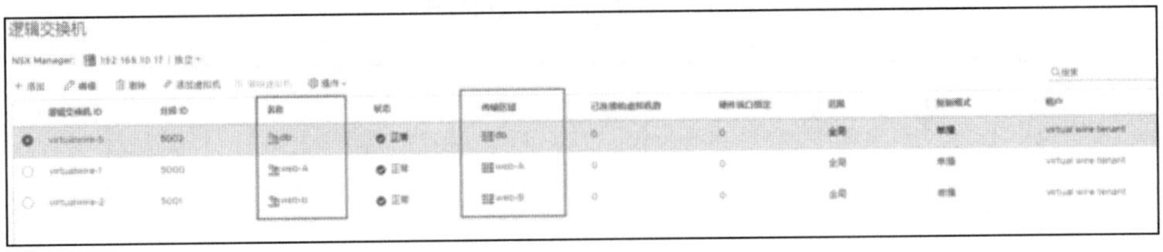

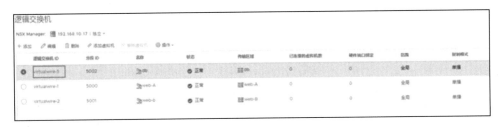

图4-101 完成逻辑交换机创建

(31)点击"逻辑交换机ID"进入监控页面测试VXLAN是否有问题。见图4-102。

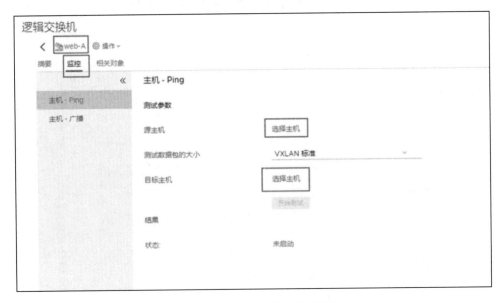

图4-102 检查VXLAN情况

(32)进入web-A逻辑交换机,点击"监控"-选择源主机和目标主机,使用VXLAN标准来测试。见图4-103。

图4-103 web-A逻辑交换机监控

(33) 测试结果见图 4-104。

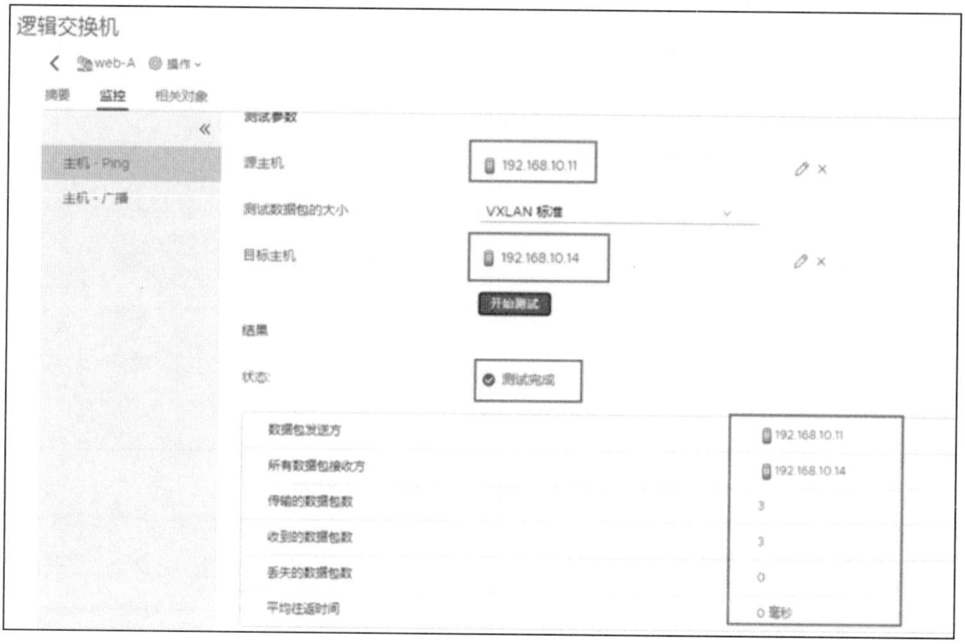

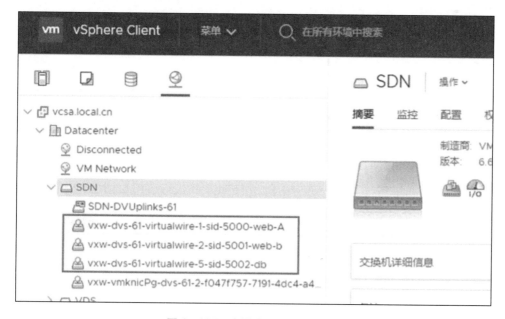

图 4-104　VXLAN 测试结果

(34) 创建完毕后，回到网络界面选择 SDN 分布式交换机可以看到对应的端口组。见图 4-105。

图 4-105　查看 SDN 对应端口组

（35）回到网络和安全菜单，选择3个逻辑交换机，将对应的虚拟机连接到对应的逻辑交换机上。见图4-106。

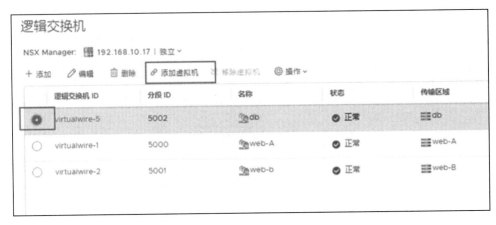

图4-106　为逻辑交换机添加虚拟机

（36）选择web-A虚拟机连接到web-A逻辑交换机，点击"下一步"。见图4-107。

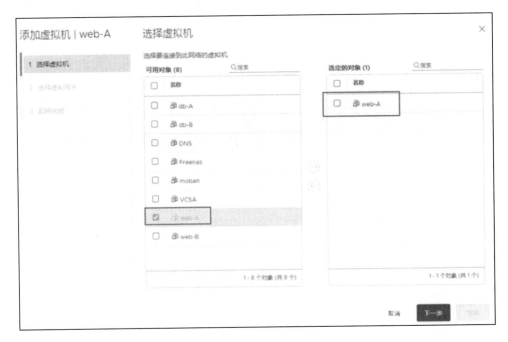

图4-107　选择虚拟机

(37) 选择虚拟机的哪个网卡连接到该逻辑交换机上（由于该虚拟机只有一张网卡，故只有一个显示真实环境可以根据需求自由添加），见图 4-108。

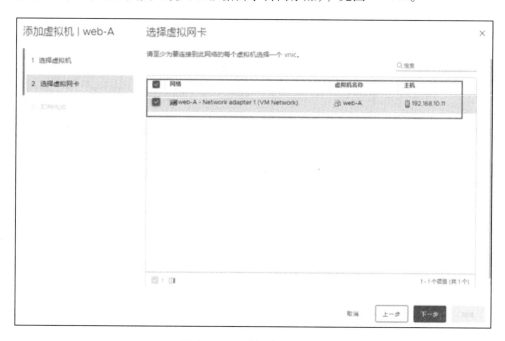

图 4-108　选择虚拟机网卡

(38) 检查无误提交，见图 4-109。

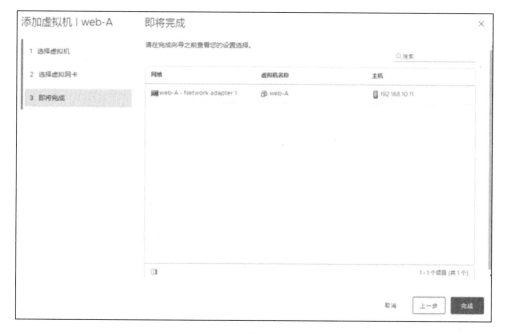

图 4-109　完成虚拟机添加

(39) 其余虚拟机同理,见图 4－110、图 4－111。

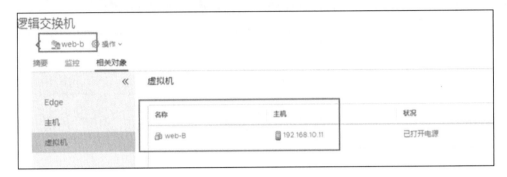

图 4－110　web-b 逻辑交换机完成添加情况

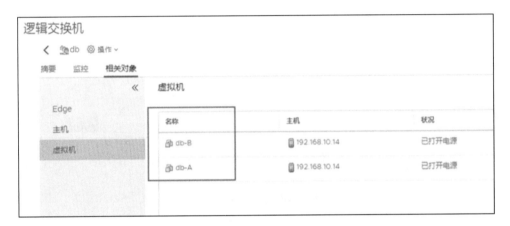

图 4－111　db 逻辑交换机完成添加情况

(40) 进入逻辑交换机,点击"相关对象"－"虚拟机"可以看到是哪个虚拟机连接到该逻辑交换机上。见图 4－112。

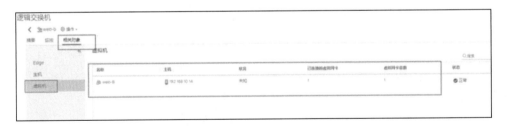

图 4－112　查看虚拟机和逻辑交换机对应情况

（41）在虚拟机控制台界面也可以看到连接到哪个逻辑交换机上，见图 4-113。

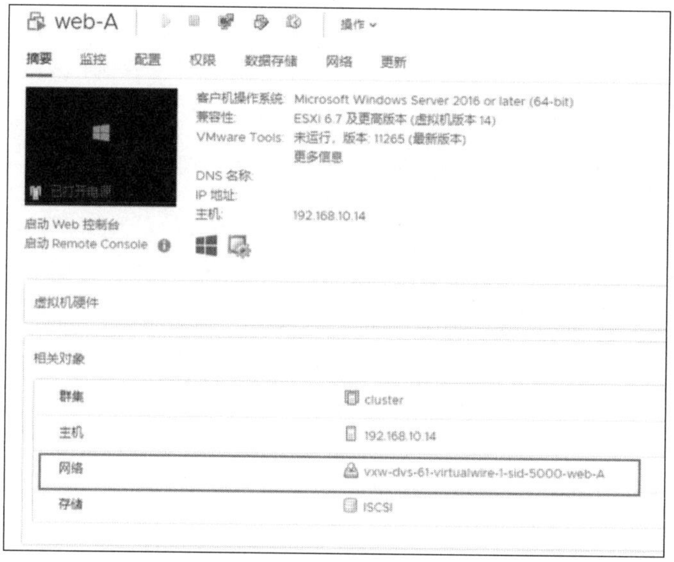

图 4-113　虚拟机界面查看逻辑交换机连接情况

由于此时并没有配置 Edge 网关，所以连接到逻辑交换机的虚拟机仅能与在同一个逻辑交换机上的虚拟机通信，但是同一个逻辑交换机内的流量都是大二层打通的，通过 vtep 封装来达到大二层通信而不会由于各种物理设备限制。例如，db-A 和 db-B 连接到同一个逻辑交换机对应的 vni 编号是 5003，此刻两台虚拟机在不同的物理主机上，却可以互相二层通信，见图 4-114 至图 4-116。

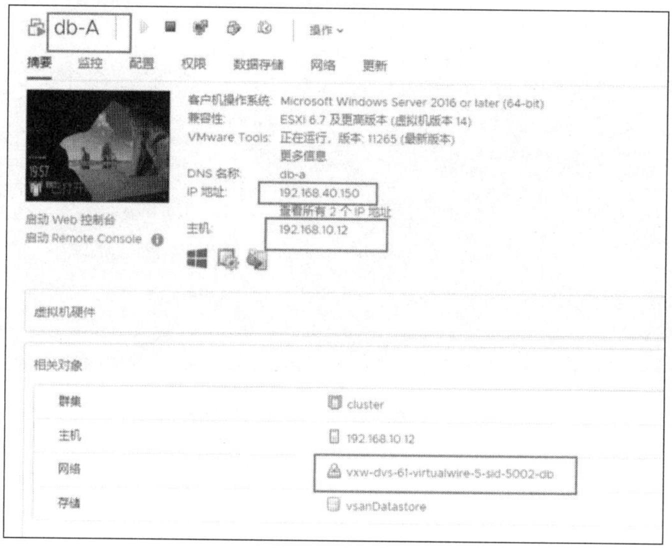

图 4-114　db-A 主机网络状态

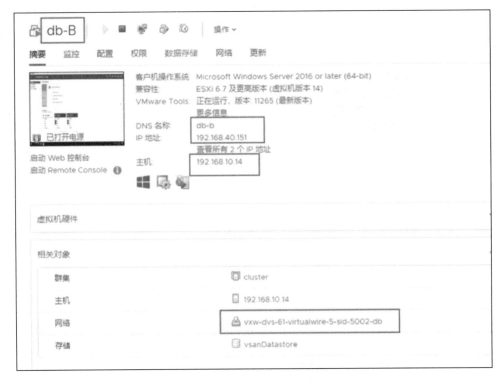

图 4-115　db-B 主机网络状态

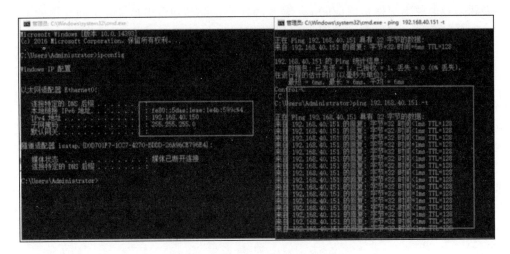

图 4-116　db-A 与 db-B 互通

4.3.3 任务3 SDN 定义逻辑网络与物理网络相互访问

4.3.3.1 任务简介

在本任务小节中，将实现 SDN 架构与传统网络架构进行数据交换，实现 SDN 流量出口。

4.3.3.2 任务流程

(1) 访问物理交换机配置 DLR-HA/MGMT 网段，见图 4-117。

```
vlan 3996
   name "DLR-HA/MGMT"
   tagged A21-A22,B1-B4,D21-D22
   ip address 10.0.4.254 255.255.255.0
   jumbo
```

图 4-117 物理交换机配置

(2) 回到 VC-网络菜单，选择 VDS，创建 DLR-HA/MGMT 分布式端口组，使用 VLAN3996。见图 4-118。

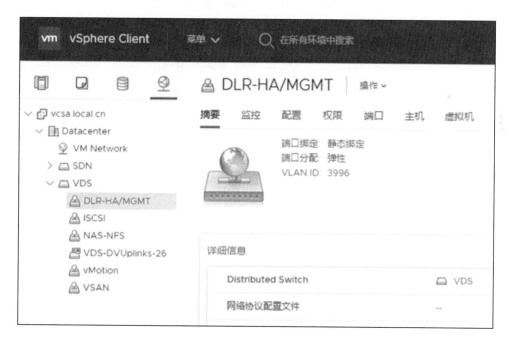

图 4-118 DLR-HA/MGMT 摘要

（3）回到网络和安全菜单，选择"NSX Edge"－点击"添加"－"分布式逻辑路由器"，见图4－119。

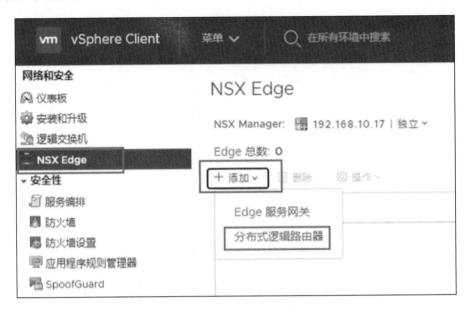

图4－119　NSX Edge 界面

（4）输入分布式逻辑路由器（简称 DLR）名称，见图4－120。

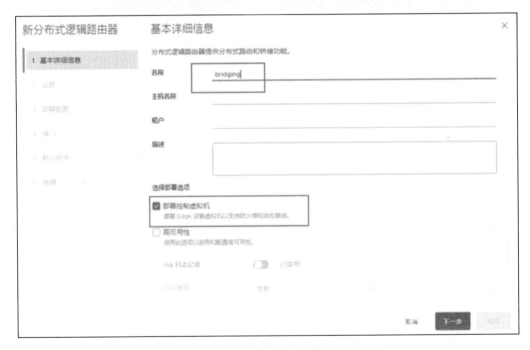

图4－120　新分布式逻辑路由器基本信息页

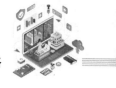

第 4 章　医疗中心医院 SDN 网络

(5) 设置该 DLR 的用户密码，更改日志信息为警告。见图 4-121。

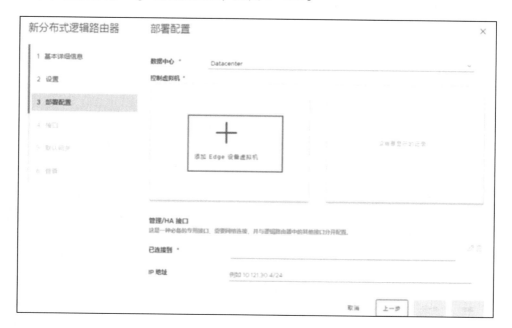

图 4-121　新分布式逻辑路由器用户设置

(6) 点击添加 Edge 设备虚拟机，见图 4-122。

图 4-122　添加 Edge 设备虚拟机页面

211

(7) 选择放置的存储和资源池,见图 4-123。

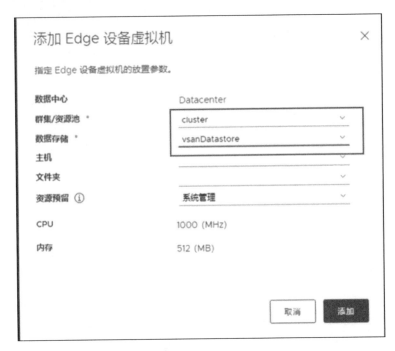

图 4-123　添加 Edge 设备虚拟机对话框

(8) 选择管理接口,见图 4-124。

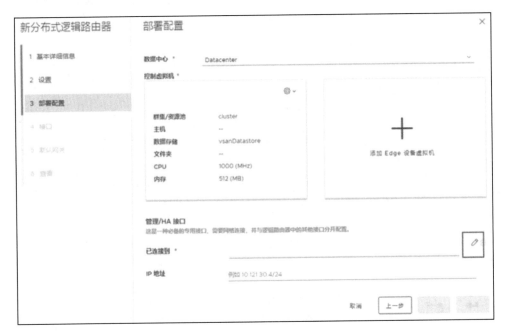

图 4-124　管理 HA 接口页面

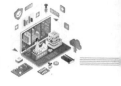

第 4 章 医疗中心医院 SDN 网络

（9）选择"分布式端口组" – DLR-HA/MGMT 端口组，见图 4 – 125。

图 4 – 125　选择分布式端口组

（10）输入使用的 IP，见图 4 – 126。

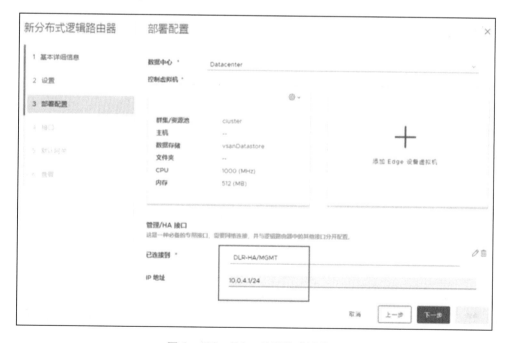

图 4 – 126　Edge 使用的地址输入

(11)配置该逻辑路由器接口,见图4-127。

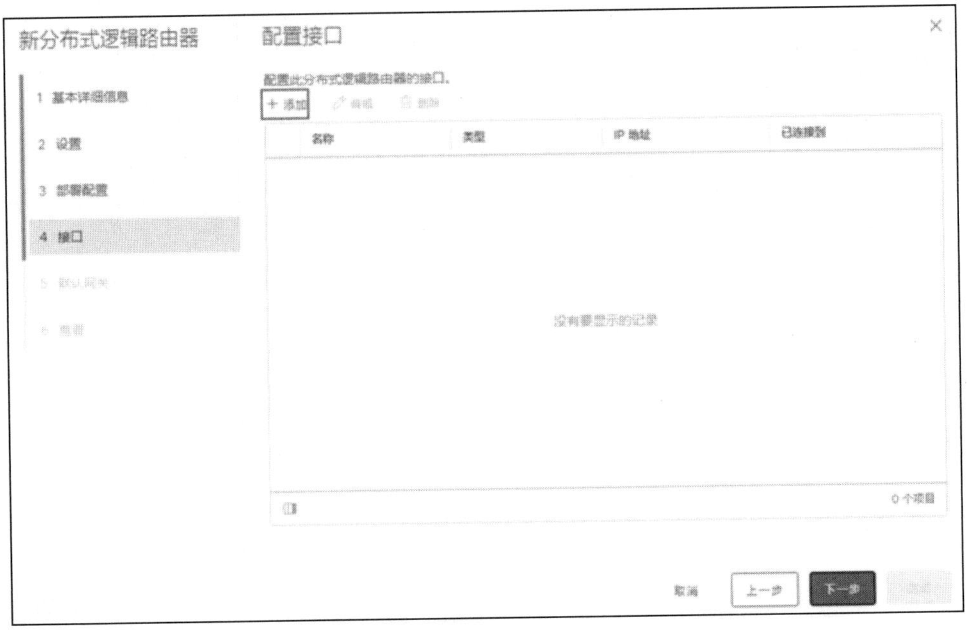

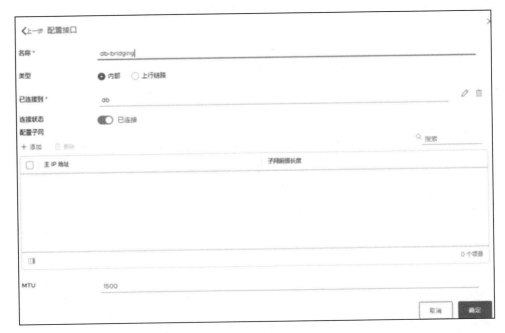

图4-127 配置逻辑路由器接口页面

(12)名称为db-bridging,类型为内部,连接到DB逻辑交换机。见图4-128。

图4-128 设置逻辑路由器接口信息

(13) 无误后提交任务，见图 4-129。

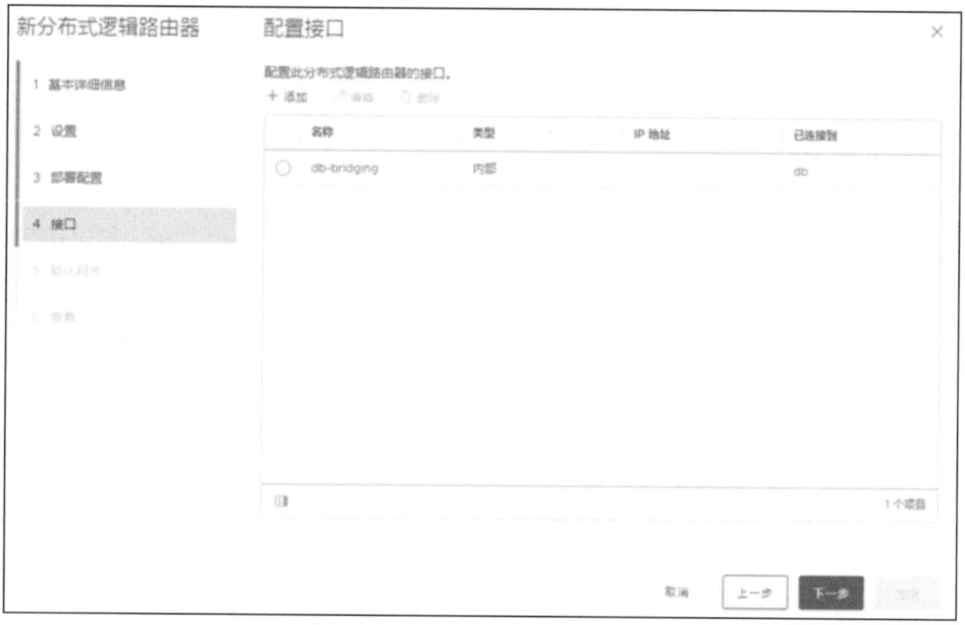

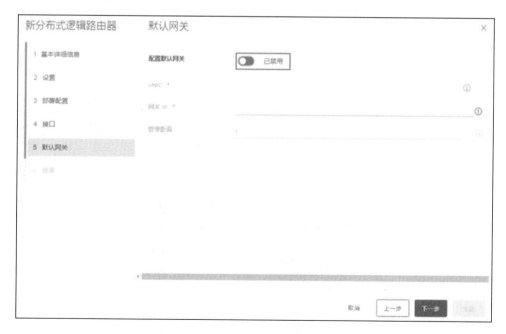

图 4-129　确认逻辑路由器接口信息

(14) 禁用默认网关，见图 4-130。

图 4-130　禁用逻辑路由器默认网关

(15) 确认无误后提交，见图4-131。

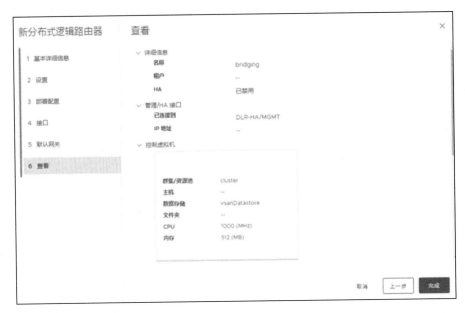

图4-131 确认新分布式逻辑路由器信息

(16) 部署DLR中，见图4-132。

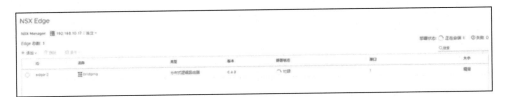

图4-132 DLR部署进行中

(17) 部署完成，见图4-133。

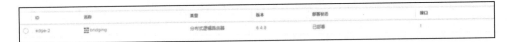

图4-133 完成DLR部署

(18) 点击"Edge"进入配置界面，见图4-134。

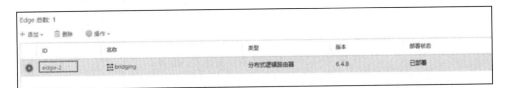

图4-134 Edge列表

(19)点击"桥接"-"添加",见图 4-135。

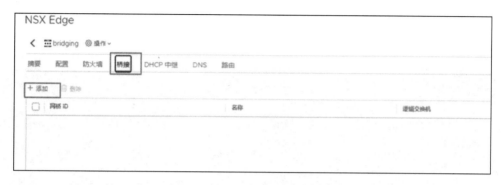

图 4-135 为 Edge 添加网桥

(20)输入桥接名称,db-bridging,逻辑交换机为 db,分布式端口组为 DLR-bridging。见图 4-136。

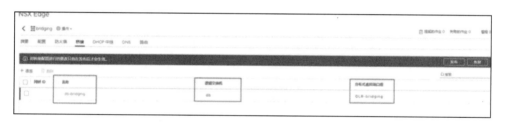

图 4-136 新添加网桥信息

点击"发布",见图 4-137。

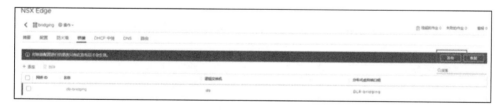

图 4-137 完成桥接发布

桥接完成,见图 4-138。

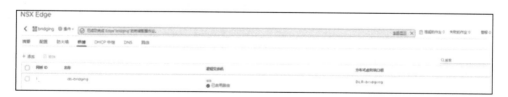

图 4-138 桥接完成效果

(21) 使用连接了 db 逻辑交换机的 db-A 虚拟机配置物理网络段 192.168.10.139/24 ip，可以与物理网络二层互通，不用经过三层通信。（逻辑网络和物理网络桥接的效果）见图 4-139。

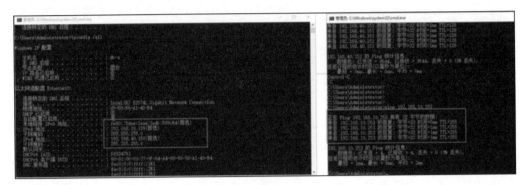

图 4-139　测试连通性

4.3.4　任务 4　SDN 定义逻辑路由器的不同子网相互访问

4.3.4.1　任务简介

在本任务小节中，将实现 SDN 架构内部实现子网划分，数据交换通过逻辑路由器访问不同子网。

4.3.4.2　任务流程

（1）进入网络和安全菜单 – 选择逻辑交换机，点击"添加"。见图 4-140。

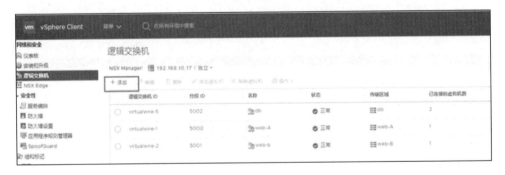

图 4-140　添加逻辑交换机

第4章 医疗中心医院 SDN 网络

（2）输入逻辑交换机名称 webA-db，选择 web-A 传输区域，使用单播并启用 IP 发现和 mac 学习，无误后点击"添加"。见图 4 – 141。

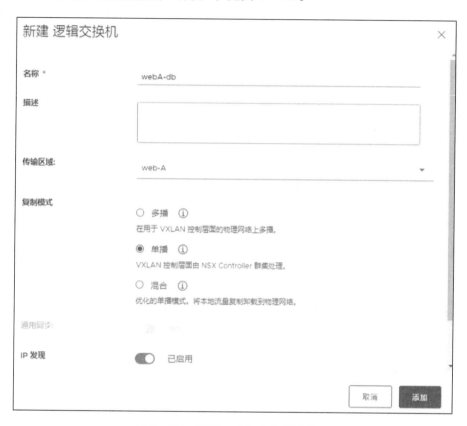

图 4 – 141　新建 webA-db 逻辑交换机

（3）选中刚刚创建的 webA-db 逻辑交换机，点击"添加虚拟机"。见图 4 – 142。

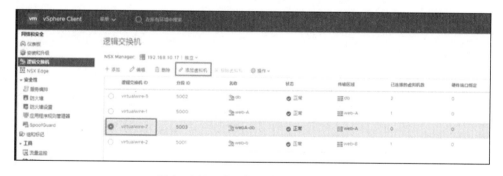

图 4 – 142　为逻辑交换机添加虚拟机

(4)选择 db-B 虚拟机添加,点击"下一步"。见图 4-143。

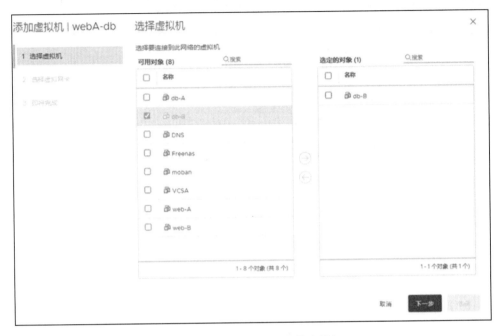

图 4-143 选择需要添加的虚拟机

(5)选择第二个虚拟网卡,点击"下一步"。见图 4-144。

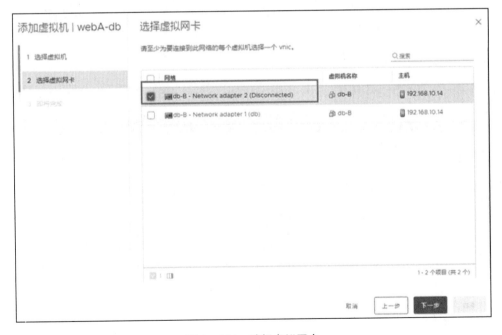

图 4-144 选择虚拟网卡

(6) 检查无误后提交,见图 4-145。

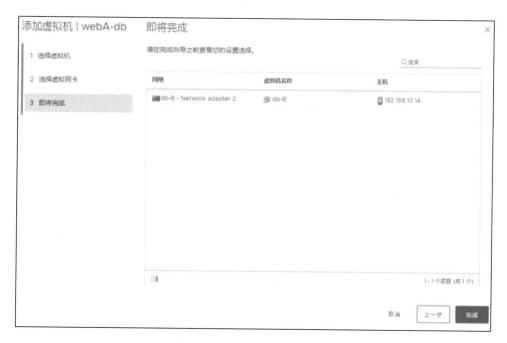

图 4-145 完成虚拟机的添加

(7) 选择 NSX Edge,点击"添加""分布式逻辑路由器"。见图 4-146。

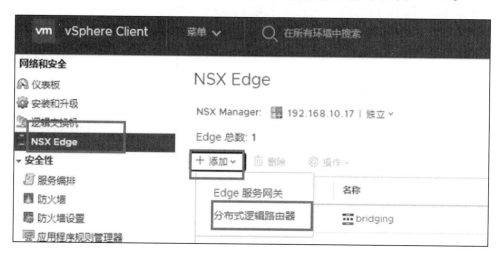

图 4-146 添加分布式逻辑路由器

（8）输入名称 webA-DB-gateway，启用高可用性，把日志级别调整为警告。见图4－147。

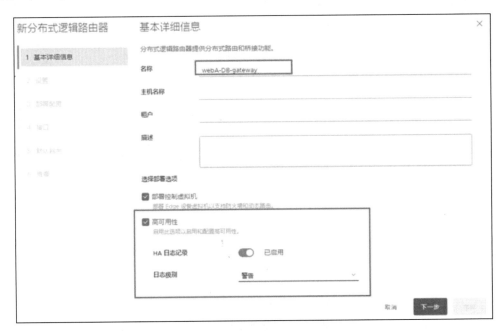

图4－147　新分布式逻辑路由器基本信息

（9）输入密码，点击"下一步"。见图4－148。

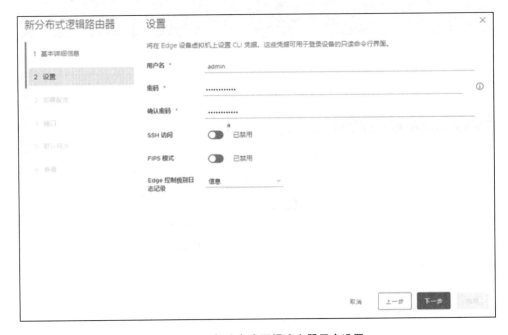

图4－148　新分布式逻辑路由器用户设置

第 4 章　医疗中心医院 SDN 网络

（10）选择对应的数据中心，点击"添加 Edge 设备虚拟机"。见图 4－149。

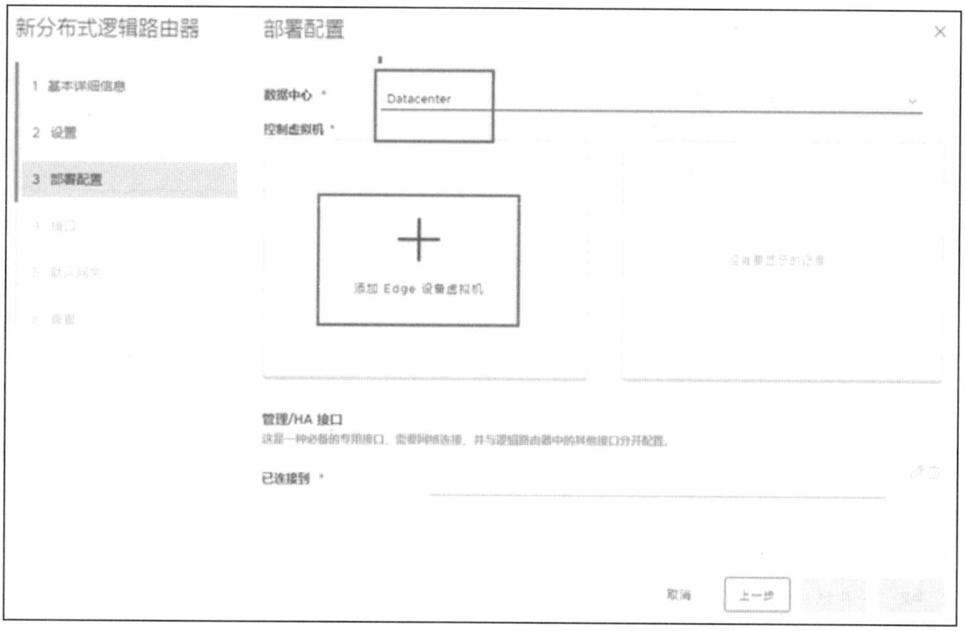

图 4－149　添加 Edge 设备虚拟机

（11）选择存储和计算资源，点击"添加"。见图 4－150。

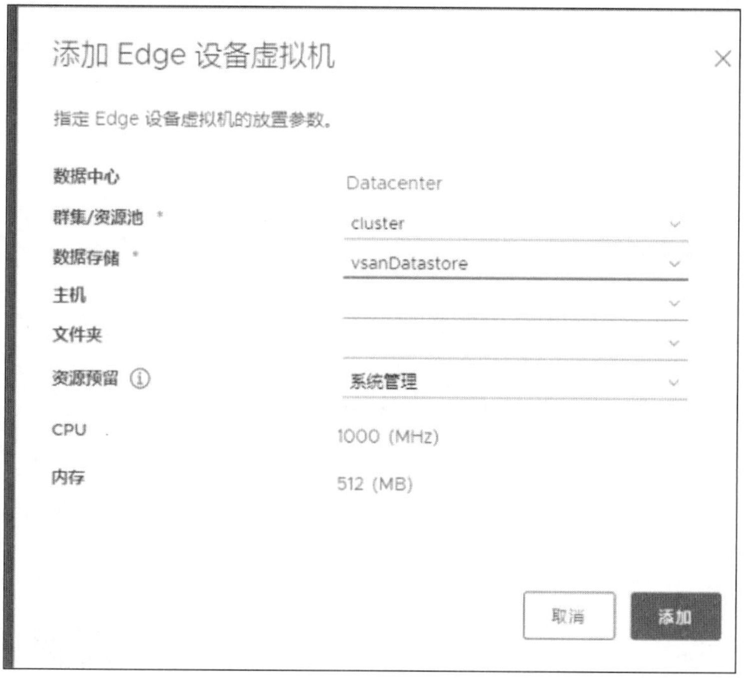

图 4－150　添加 Edge 设备虚拟机对话框

（12）添加第二台 Edge 设备虚拟机。见图 4-151。

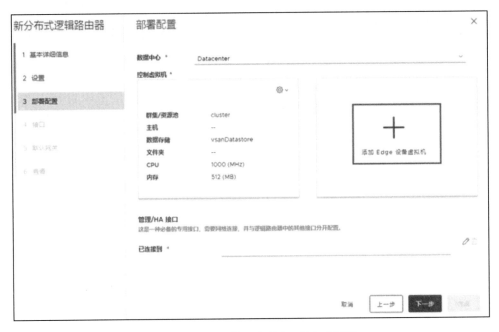

图 4-151　添加第二台 Edge 设备虚拟机

（13）在条件允许的情况下，建议将计算和存储资源放置在与主 Edge 设备不同的地方。见图 4-152。

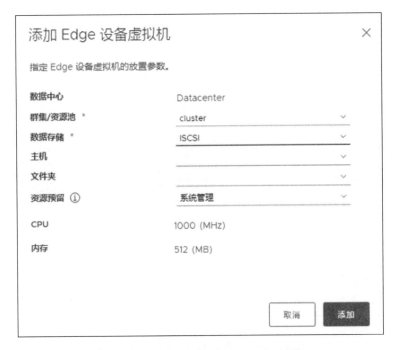

图 4-152　添加 Edge 设备虚拟机对话框

(14) 选择管理/HA 接口，点击选择连接对象。见图 4-153。

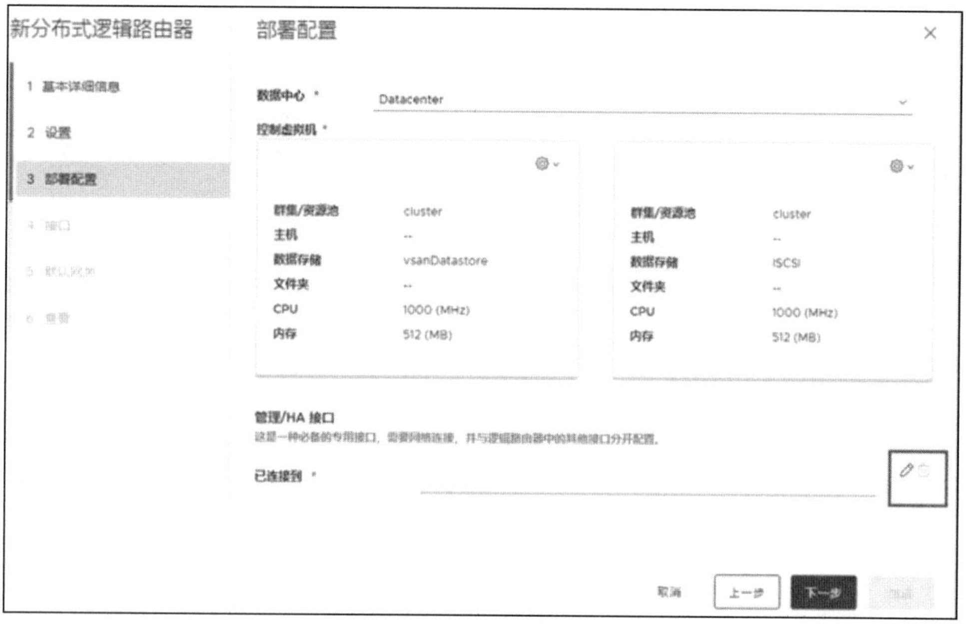

图 4-153　选择管理/HA 接口

(15) 选择分布式虚拟端口组 DLR-HA-MGMT 端口组，点击"确定"。见图 4-154。

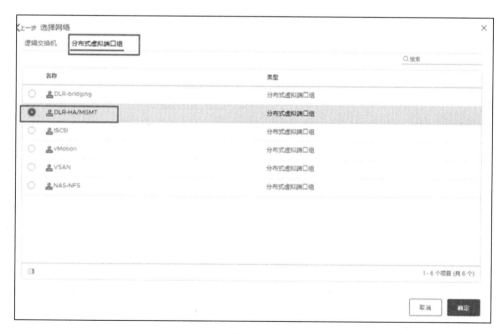

图 4-154　选择分布式虚拟端口组

（16）无误后，选择"下一步"。见图4-155。

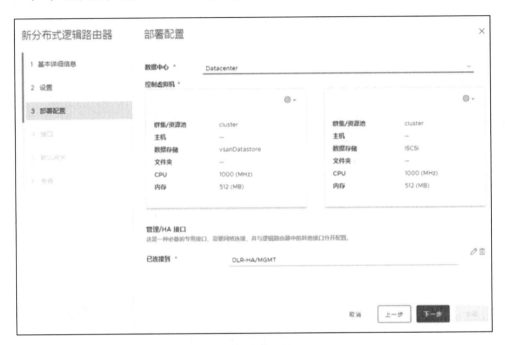

图4-155　确认部署配置信息

（17）点击"添加"接口，见图4-156。

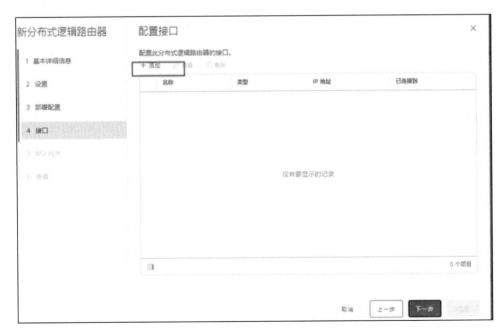

图4-156　添加新分布式逻辑路由器接口

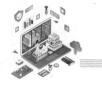

(18) 输入接口名称 web-A，类型为内部，见图 4 – 157。

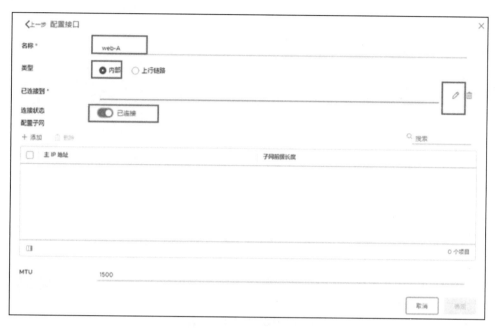

图 4 – 157　配置接口信息

(19) 选择连接到 web-A 逻辑交换机，配置接口子网 IP 为 192.168.20.254/24，确认无误后提交。见图 4 – 158、图 4 – 159。

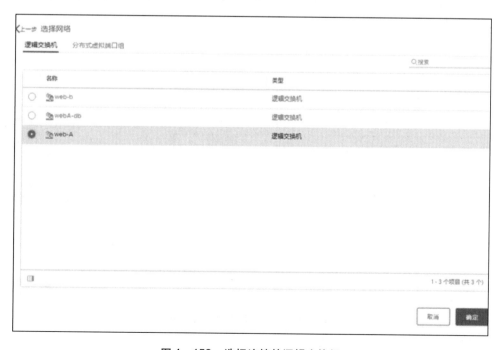

图 4 – 158　选择连接的逻辑交换机

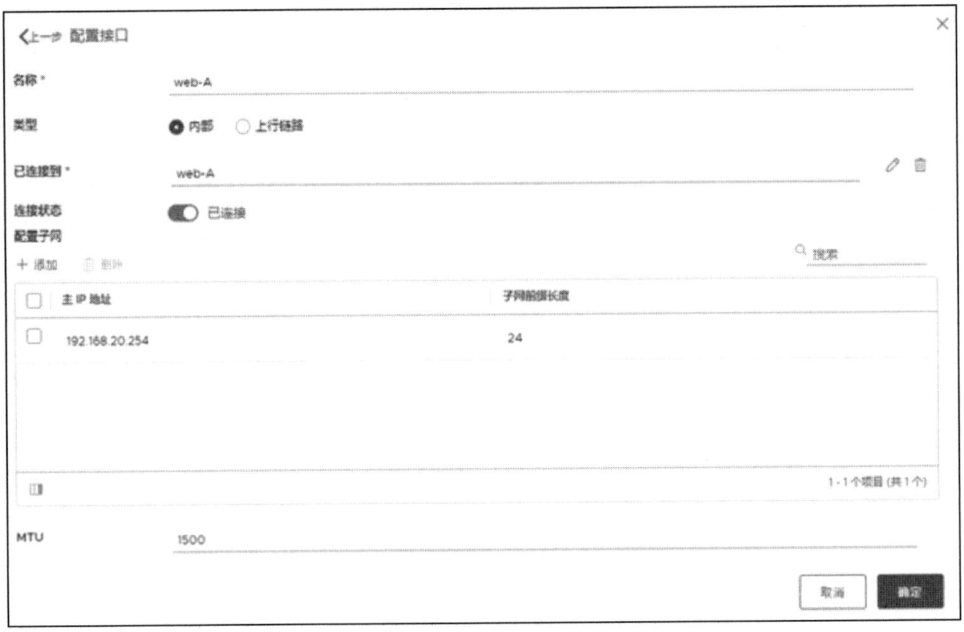

图4-159　接口配置情况

（20）继续创建第二个接口，名称 webA-db，类型为内部，连接到 webA-db，子网 ip 为 192.168.50.254/24，配置好后提交任务。见图 4-160。

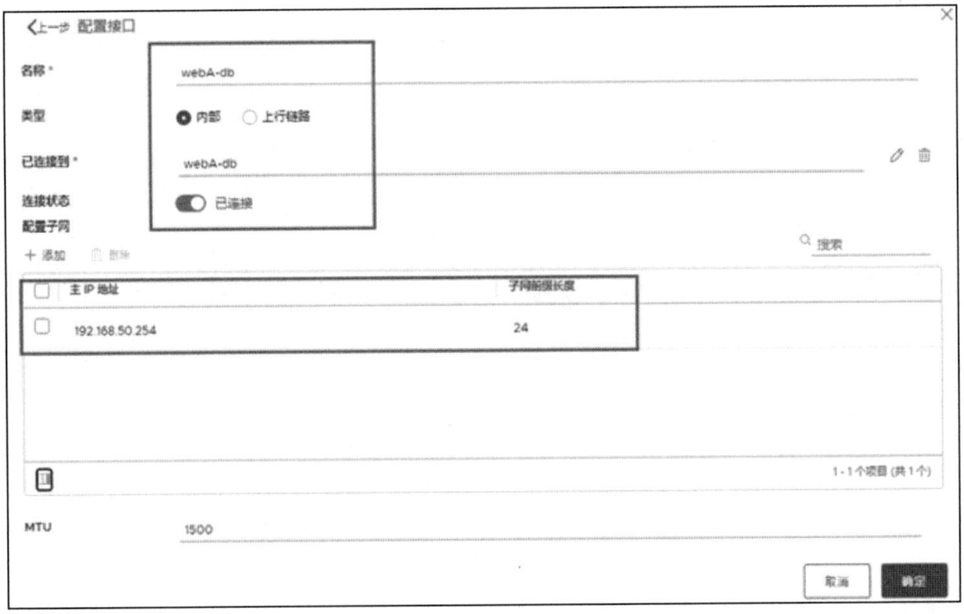

图4-160　添加第二个接口信息

(21) 检查两个接口无误后提交任务,见图 4-161。

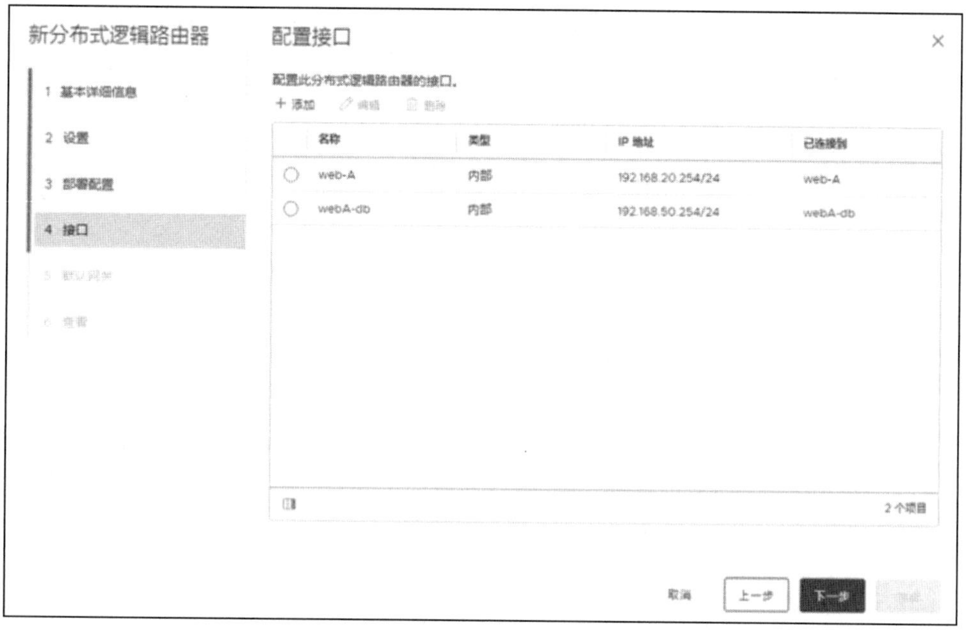

图 4-161 添加两个接口后情况

(22) 禁用默认网关,见图 4-162。

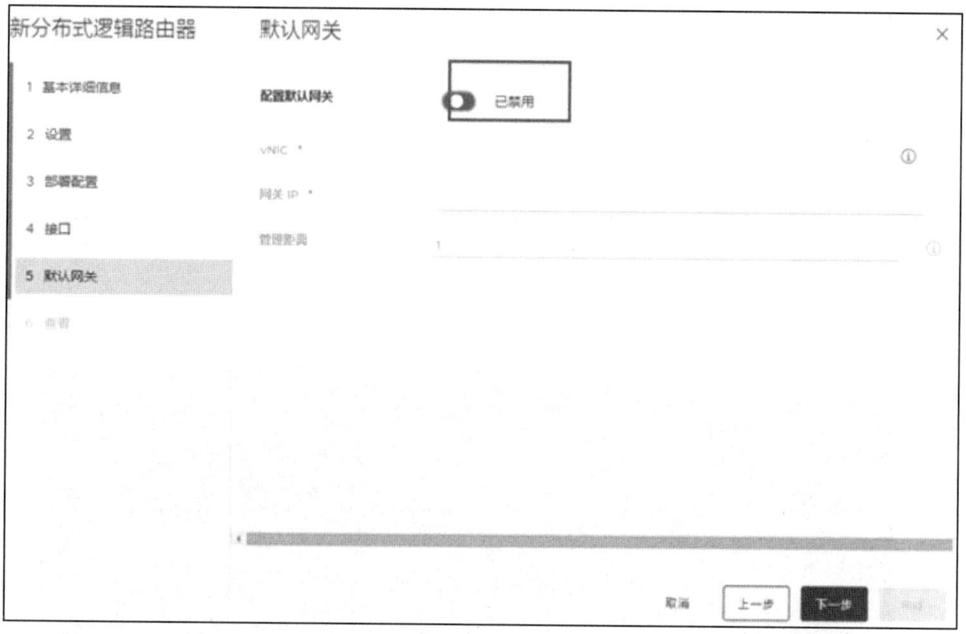

图 4-162 禁用新分布式逻辑路由器默认网关

(23) 最后确认无误后提交。见图 4-163。

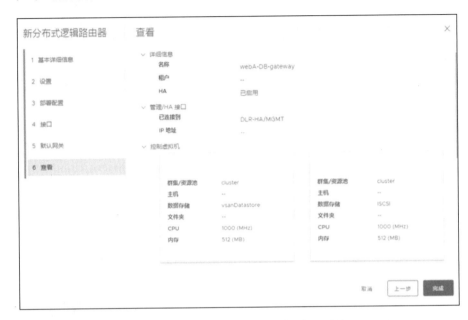

图 4-163　查看新分布式逻辑路由器配置摘要

(24) 部署好以后，配置 web-A 虚拟机网关为 192.168.20.254 db-B 虚拟机第二张网卡配置网关为 192.168.50.254。从图中可以看到两台不同子网的虚拟机可以互相通过 Edge 分布式网关来互相通信。见图 4-164 至图 4-166。

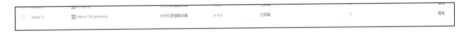

图 4-164　完成部署

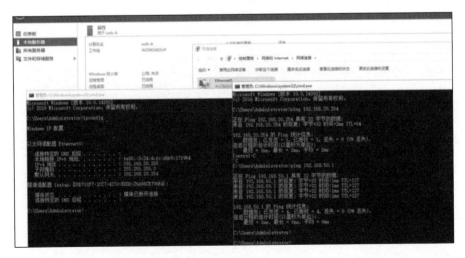

图 4-165　测试网卡连通性

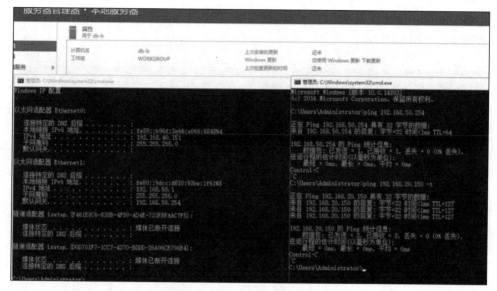

图 4-166 测试网卡连通性

4.3.5 任务 5 使用 Edge 边界连接物理路由主干与分布式路由器的部署

4.3.5.1 任务简介

在本任务小节中,将实现 SDN 边界路由部署并接入传统网络架构,完成 SDN 内部 NAT 并转发至传统网络架构。

4.3.5.2 任务流程

(1) 在物理交换机配置用于 NAT 的网络。见图 4-167。

```
vlan 4
   name "DLR-NAT"
   tagged 1-4
   ip address 10.0.5.254 255.255.255.0
   exit
vlan 5
```

图 4-167 物理交换机配置

（2）回到 vCenter，进入网络和安全菜单，选中 NSX Edge，点击"添加 Edge"服务网关。见图 4-168。

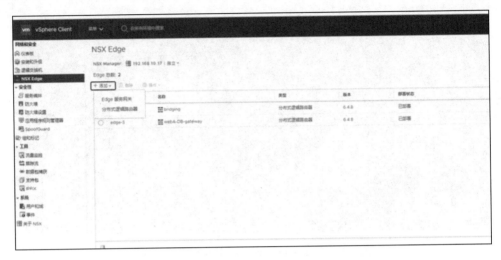

图 4-168　NSX Edge 界面

（3）服务网关名称为 NAT，启用高可用。见图 4-169。

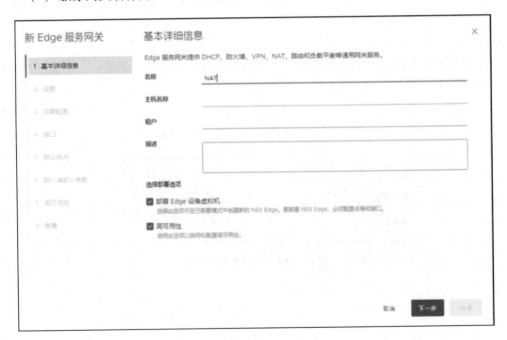

图 4-169　Edge 服务网关基本信息

(4）设置用户名和密码用于 SSH 维护或故障排除，自动规则生成要启用，否则部分服务需要手动配置防火墙策略。见图 4－170。

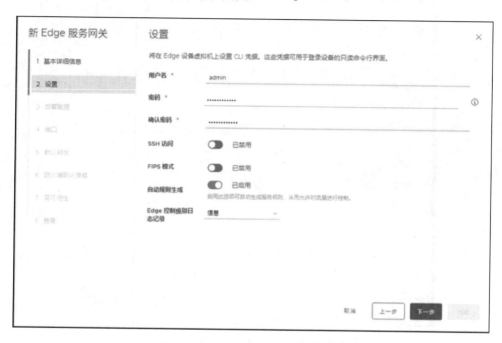

图 4－170　Edge 服务网关用户设置

（5）选择对应的数据中心，部署规模为大型。见图 4－171。

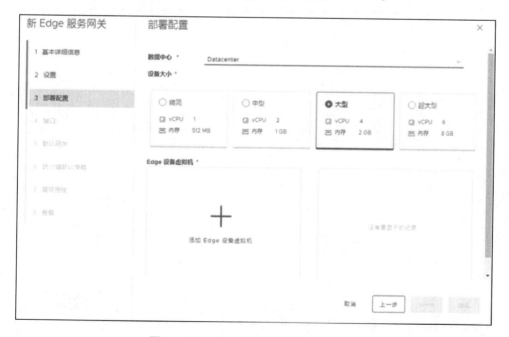

图 4－171　Edge 服务网关数据中心选择

(6) 设置主 Edge 虚拟机放置在哪个计算资源和存储上，见图 4-172。

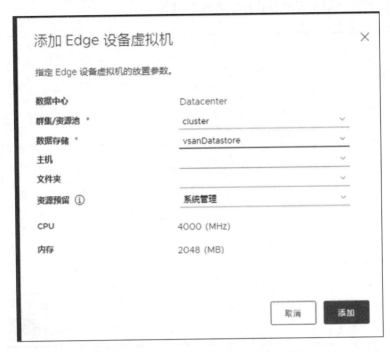

图 4-172　Edge 服务网关虚拟机设置

(7) 添加备用 Edge 设备虚拟机，见图 4-173。

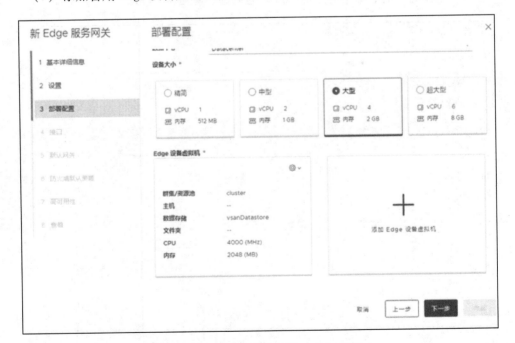

图 4-173　Edge 服务网关备用虚拟机添加

（8）选择备用 Edge 的计算资源和存储，建议存储和主 Edge 分开。见图 4-174。

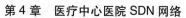

图 4-174　Edge 服务网关添加备用虚拟机

（9）选择好两个 Edge 设备虚拟机的对应存储和计算资源后见图 4-175。

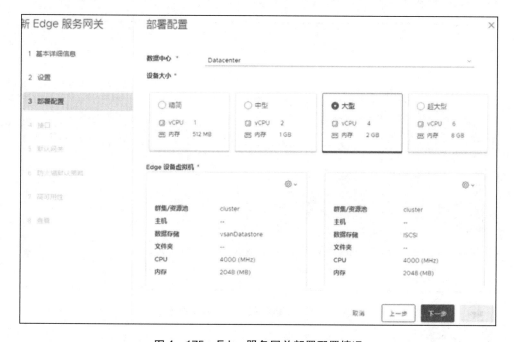

图 4-175　Edge 服务网关部署配置情况

（10）配置该 Edge 的接口，点击"添加"。见图 4-176。

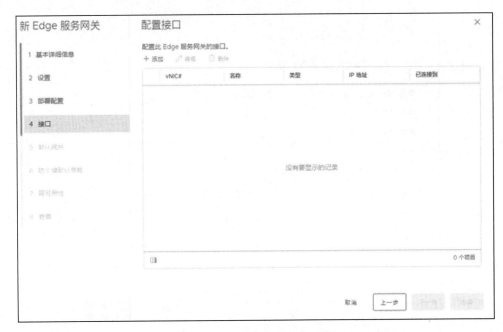

图 4-176　添加 Edge 服务网关接口

（11）名称为 uplink-NAT，类型为上行链路，选择要连接到哪个端口组或逻辑交换机。见图 4-177。

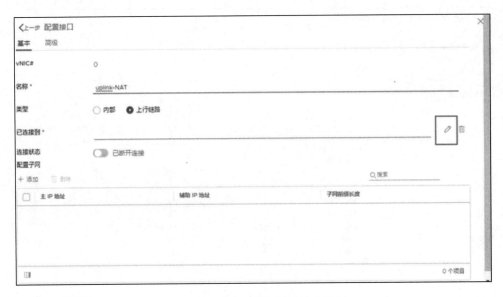

图 4-177　Edge 服务网关接口配置

（12）选择分布式端口组，选中 DLR-NAT 端口组。见图 4-178。

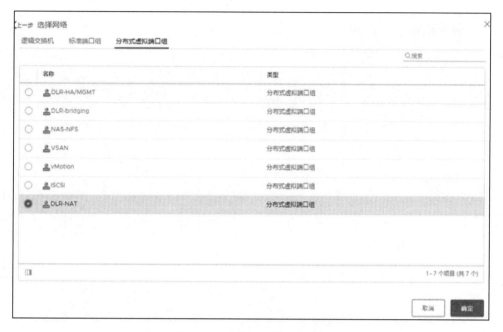

图 4-178　选择分布式端口组

（13）将连接状态改为"已连接"，并配置主和备 IP 掩码长度为 24 位。见图 4-179。

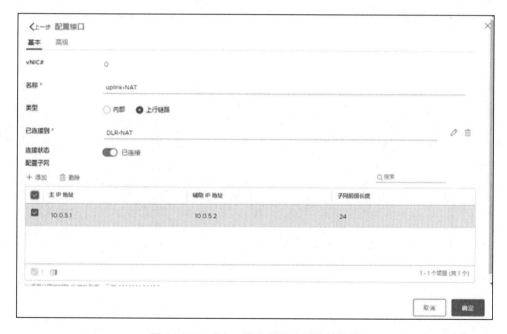

图 4-179　Edge 服务网关接口地址配置

(14) 第一个接口配置好后,见图 4-180。

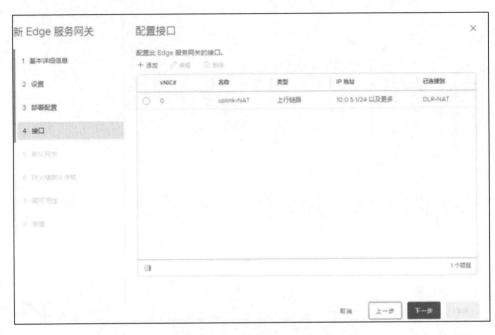

图 4-180 Edge 服务网关接口配置情况

(15) 添加第二个接口,名称为 web-B,类型为内部,选择需要连接到哪个端口组或逻辑交换机。见图 4-181。

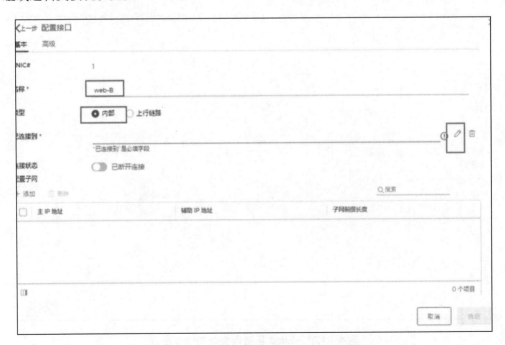

图 4-181 Edge 服务网关第二个接口配置

（16）选择逻辑交换机，使用 web-B 逻辑交换机。见图 4-182。

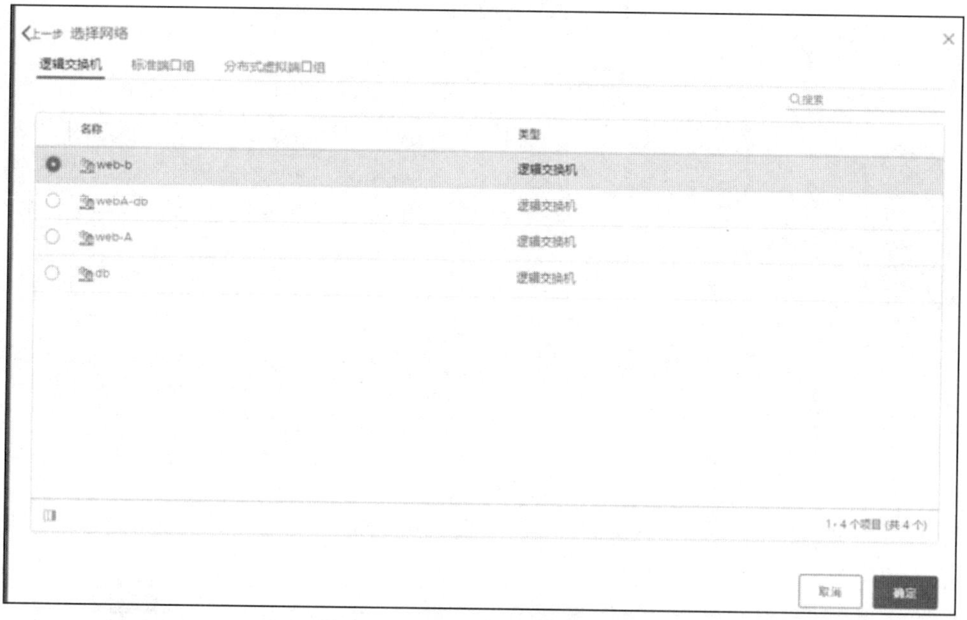

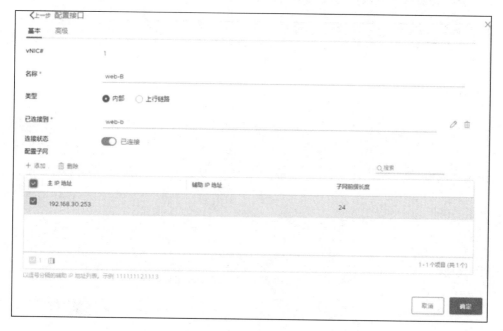

图 4-182　接口 2 选择逻辑交换机

（17）启用连接状态，设置主 IP 地址，用于内部网络的网关。见图 4-183。

图 4-183　Edge 服务网关接口 2 配置情况

(18) 内部和上行链路接口都设置好后见图 4-184。

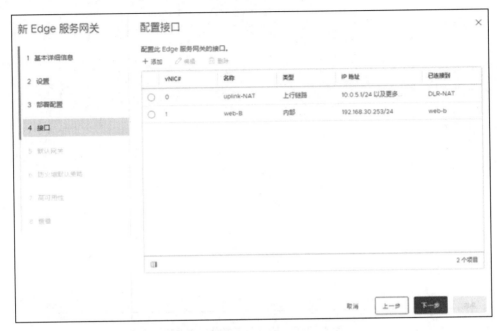

图 4-184 Edge 服务网关接口配置情况

(19) 将防火墙默认策略改为禁用，见图 4-185。

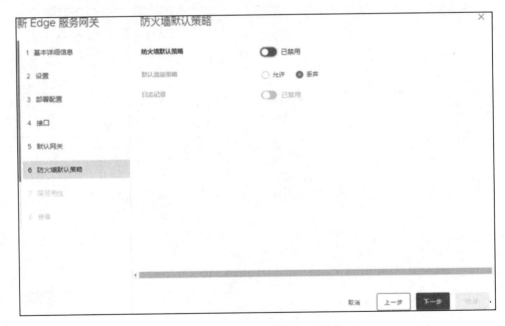

图 4-185 Edge 服务网关防火墙策略

(20) 设置用于高可用的网络, IP 不用设置, 会自动设置。见图 4-186。

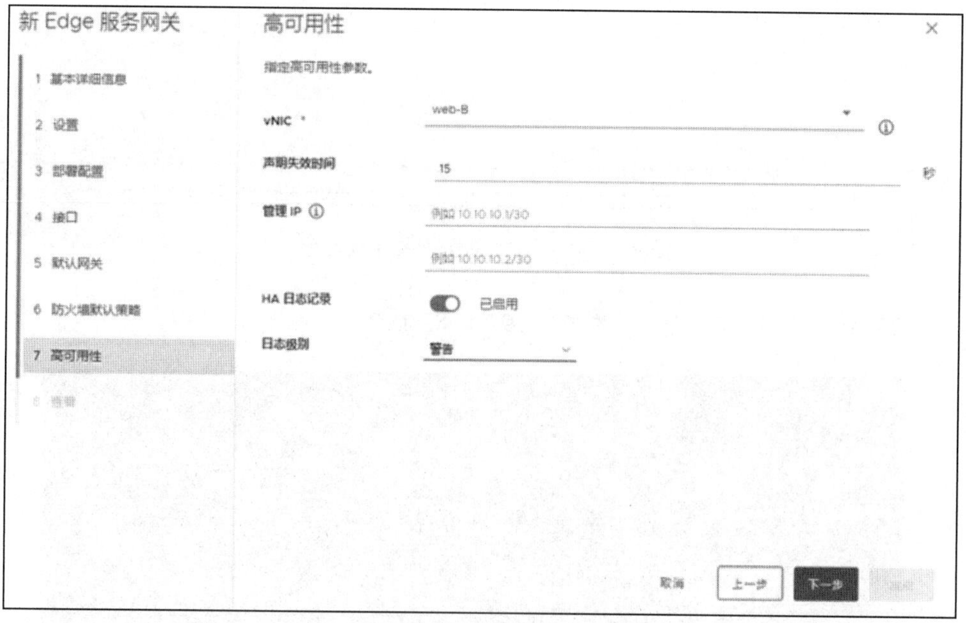

图 4-186　Edge 服务网关高可用配置

(21) 检查完毕无误后提交, 见图 4-187、图 4-188。

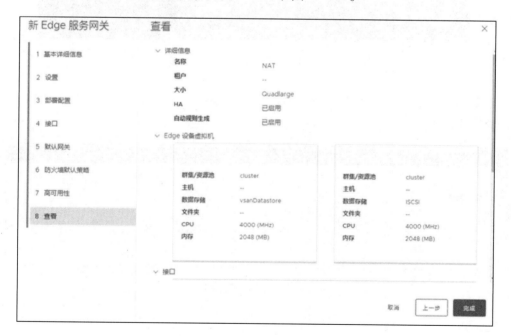

图 4-187　Edge 服务网关配置概况

部署完成，见图 4-188。

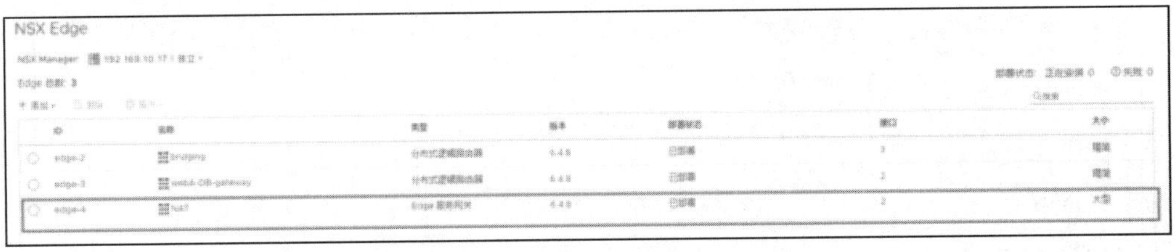

图 4-188　Edge 服务网关完成部署

（22）将 web-B 虚拟机的网关指向 192.168.30.253，见图 4-189。

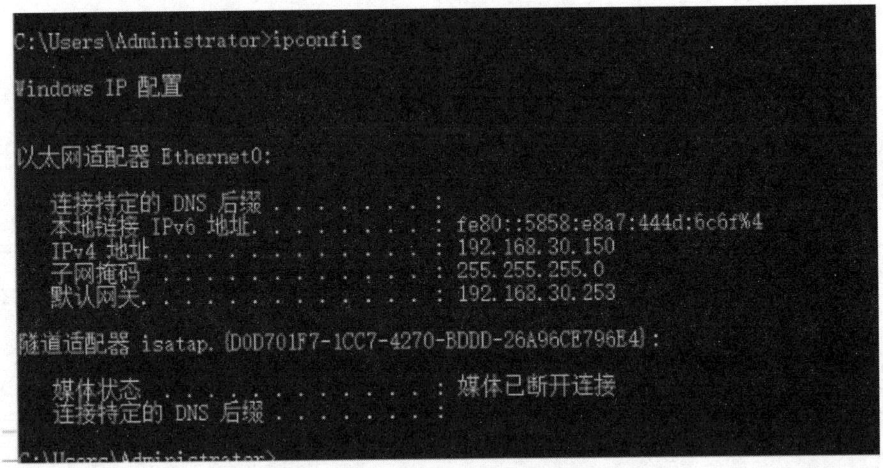

图 4-189　查看 web-b 虚拟机网关

（23）回到 vCenter 界面，选择物理和安全，选择 NSX Edge 选择名称为 NAT 的 Edge。见图 4-190。

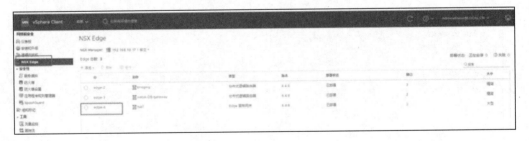

图 4-190　NSX Edge 选择

(24) 点击防火墙,见图4–191。

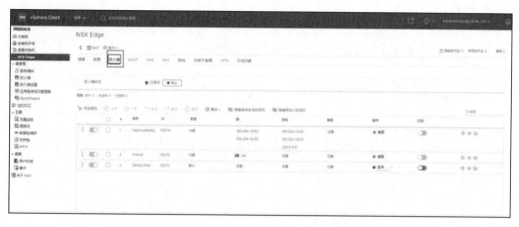

图4–191 对 NSX Edge 进行防火墙配置

(25) 由于默认规则最后一条是拒绝所有流量,所以我们要添加放行的防火墙策略。见图4–192。

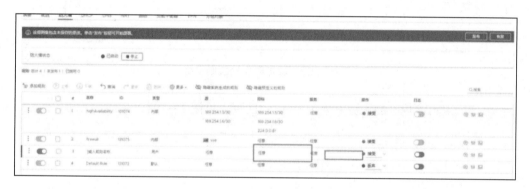

图4–192 添加放行策略

（26）新建一条规则，修改规则目标为上行链路接口和要 NAT 目标虚拟机，见图 4-193。

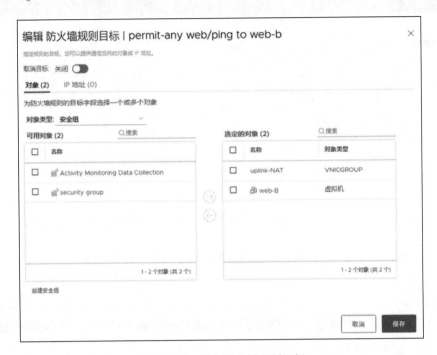

图 4-193　添加防火墙规则目标

（27）编辑该规则的服务对象为 icmp 和网页，见图 4-194。

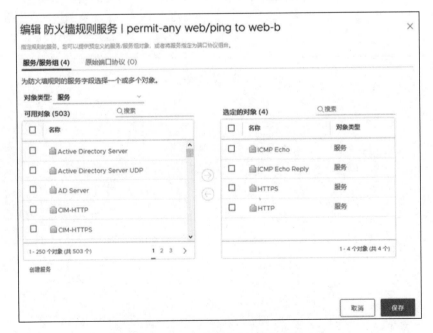

图 4-194　编辑防火墙规则服务

（28）完成设置后，要点击"发布"，否则规则不会保存与下发。见图 4－195。

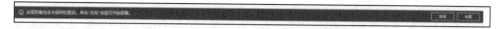

图 4－195　防火墙规则保存发布

第一个允许其他主机访问 web-B 和上行接口规则提交后，见图 4－196。

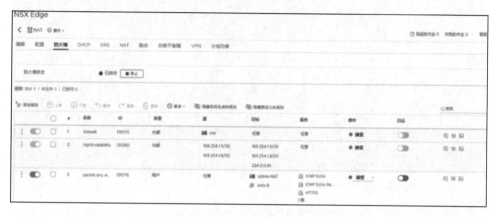

图 4－196　防火墙规则列表

（29）提交第二个规则源为 web-B 虚拟机和上行接口，服务和第一个规则一样，无误后提交。见图 4－197。

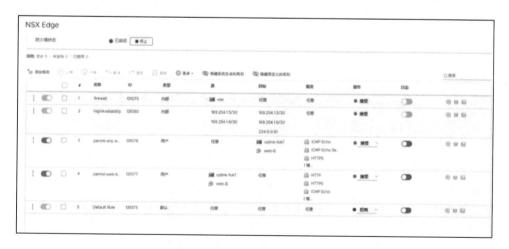

图 4－197　启用两个防火墙规则

（30）提交规则后，对应的网络服务就正常通信了。见图 4-198。

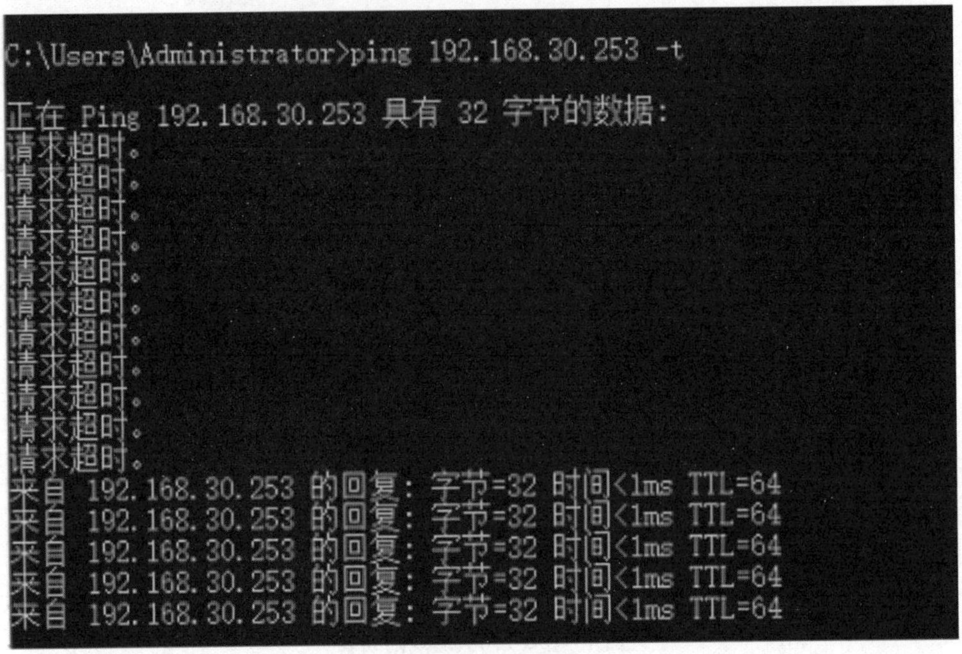

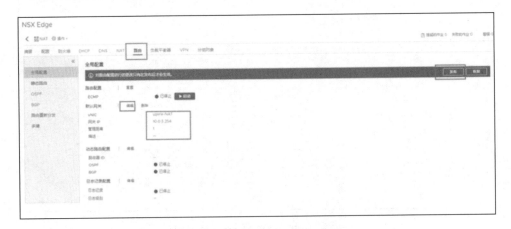

图 4-198　测试防火墙规则

（31）选择 NAT Edge 的路由选项，编辑全局配置，配置默认网关为 10.0.5.254，vnic 为上行链路。见图 4-199。

图 4-199　NAT Edge 路由全局配置

（32）选择 nat Edge 的 NAT 选项，点击"添加"。见图 4-200。

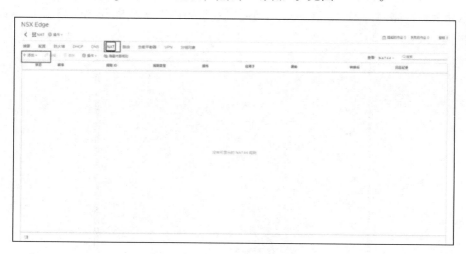

图 4-200　添加 NAT

（33）添加 DNAT 规则，应用于上行链路端口，使用 tcp 协议，源为任意，目标为上行链路对外 IP 和 80 端口，转换后 IP 为内网虚拟机 IP 和 80 端口，点击"提交"。见图 4-201。

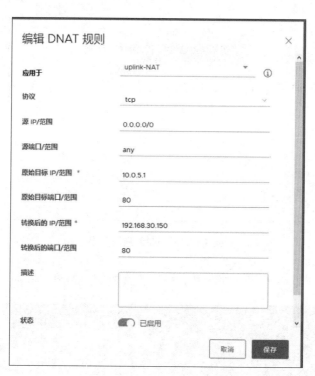

图 4-201　编辑 DNAT 规则

（34）新建第二条 DNAT 规则，应用于上行链路端口，使用 tcp 协议，源为任意，目标为上行链路对外 IP 和 443 端口，转换后 IP 为内网虚拟机 IP 和 443 端口，点击"提交"。见图 4-202。

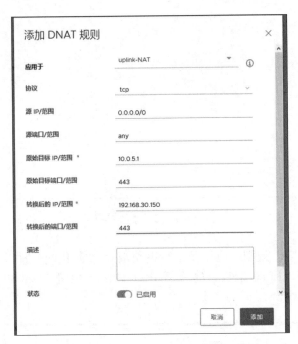

图 4-202　编辑 DNAT 规则

（35）规则添加完成后，见图 4-203。

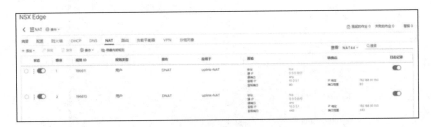

图 4-203　NAT 规则列表

（36）客户端 ping，Edge 外网 IP，可以正常通信。见图 4-204。

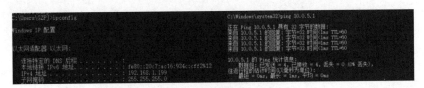

图 4-204　测试外网通信情况

(37) 访问网页也是正常显示，至此 DNAT 完成。见图 4 - 205。

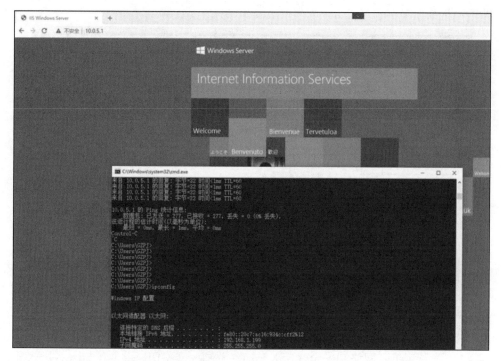

图 4 - 205　测试外网网页访问

4.3.6　任务 6　在物理路由器、Edge 边界、分布式路由器之间部署动态路由协议

4.3.6.1　任务简介

在本任务小节中，将通过 SDN 边界路由宣告内部路由，完成 SDN 内部路由宣告并转发至传统网络架构。

4.3.6.2　任务流程

（1）先在交换机配置用于与 Edge 进行 OSPF 通信，使用区域 1。见图 4 - 206。

```
vlan 5
   name "WEBA"
   tagged 1-4
   ip address 192.168.60.3 255.255.255.248
   ip ospf 192.168.60.3 area 0.0.0.1
   exit
```

图 4 - 206　物理交换机配置

（2）回到 vCenter，在 SDN 分布式交换机上新建一个分布式端口组名称为 webA-uplink。见图 4-207。

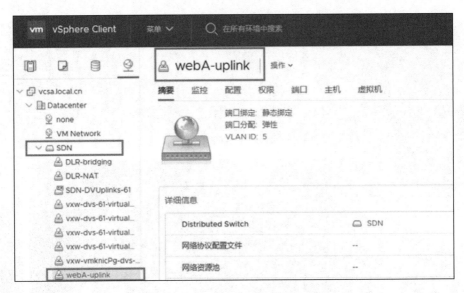

图 4-207 分布式端口组 webA-uplink

（3）选择菜单 – 网络和安全 – NSX Edge – 选择 webA-DB-gateway Edge，进入配置界面。见图 4-208。

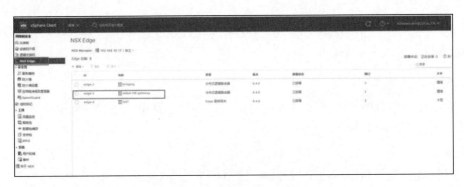

图 4-208 NSX Edge 管理页

（4）进入配置界面后。选择"配置" – "接口"，添加。见图 4-209。

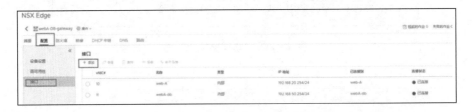

图 4-209 添加 web-A-DB-gateway 接口

（5）输入接口名称 webA-uplink，类型为上行链路，连接到刚刚创建的分布式端口组，连接状态改成已连接，子网 ip 为 192.168.60.1/29，确认无误后提交。见图 4-210、图 4-211。

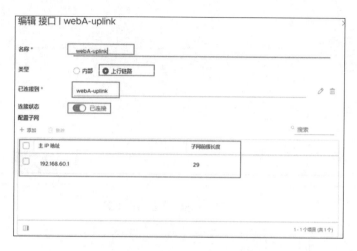

图 4-210　webA-uplink 接口配置

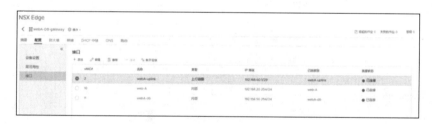

图 4-211　web-A-DB-gateway 接口列表

（6）选择"路由"，点击"全局配置"，动态路由配置，编辑。见图 4-212。

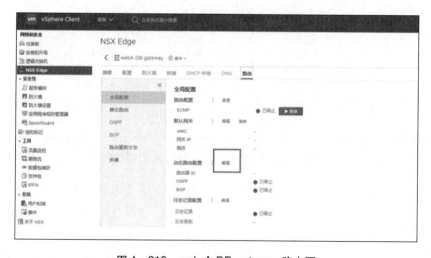

图 4-212　web-A-DB-gateway 路由页

(7) 选择刚刚创建的上行接口做完路由器 ID，见图 4-213。

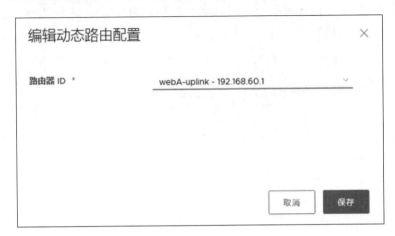

图 4-213　编辑动态路由配置

(8) 配置后见图 4-214。

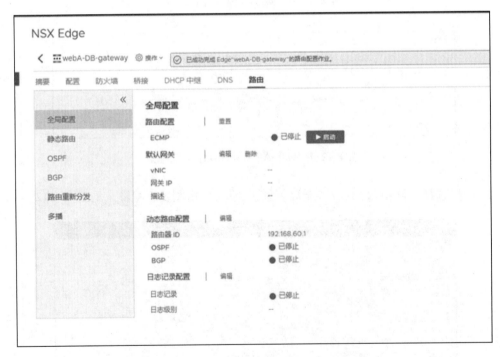

图 4-214　web-A-DB-gateway 路由页全局配置情况

(9) 点击"路由"- OSPF，编辑 OSPF 配置。见图 4 - 215。

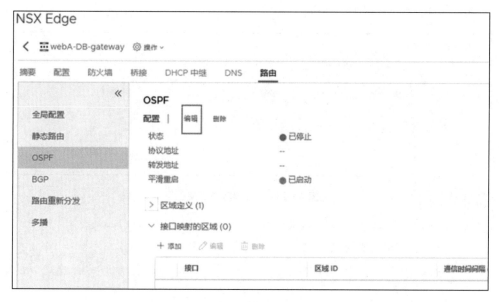

图 4 - 215　web-A-DB-gateway OSPF 页

(10) 选择 webA-uplink 接口，状态改为启用，协议地址使用 192.168.60.2，转发地址是接口配置的 IP，启用平滑重启（确保在重新启动 OSPF 服务期间不会中断数据包转发），见图 4 - 216。

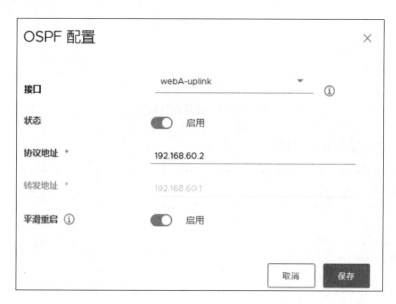

图 4 - 216　OSPF 配置

（11）编辑区域定义，将默认的区域规则改成区域 ID 为 1、类型为正常，身份验证为无。见图 4-217、图 4-218。

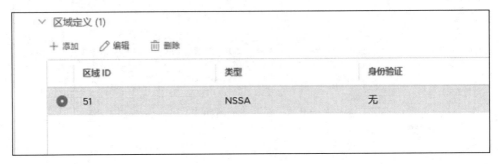

图 4-217　编辑区域定义

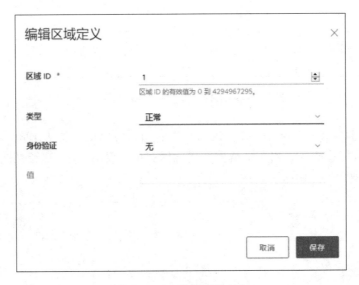

图 4-218　编辑区域定义

（12）完成后见图 4-219。

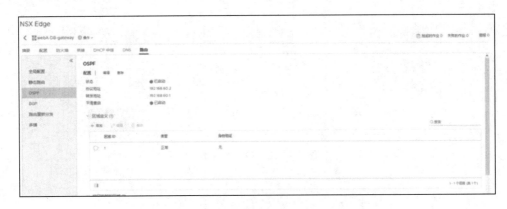

图 4-219　web-A-DB-gateway 设置完成后 OSPF 情况

(13) 添加接口映射的区域，选择上行链路即可。见图 4-220、图 4-221。

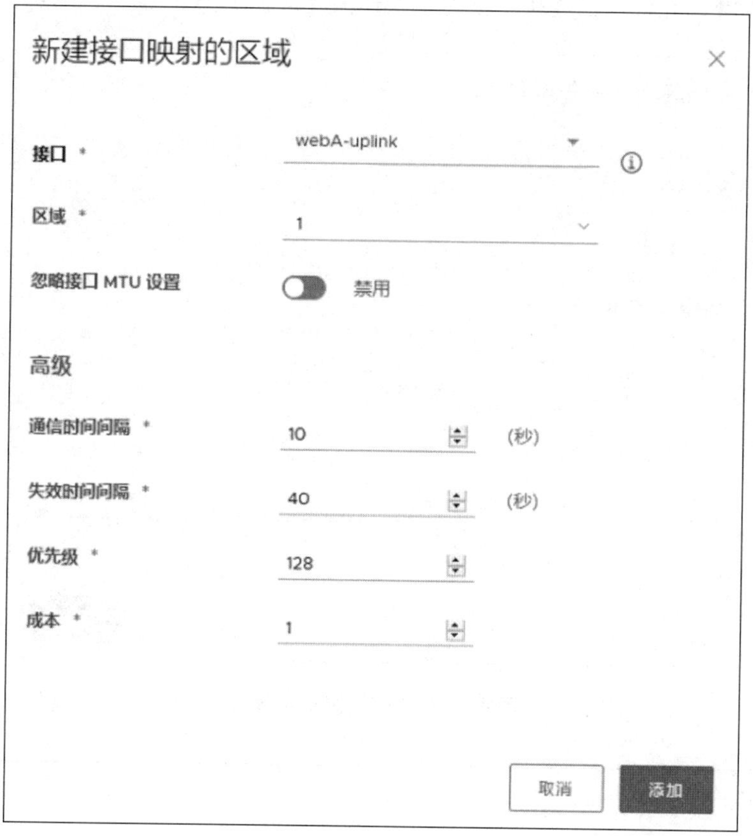

图 4-220　添加接口映射区域

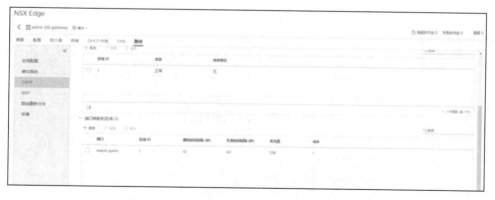

图 4-221　web-A-DB-gateway 接口映射区域列表

（14）选择路由重新分发，启用 OSPF，添加一个分发条件，前缀名称为任意，协议使用 OSPF，允许从已连接中学习，操作为允许。见图 4-222、图 4-223。

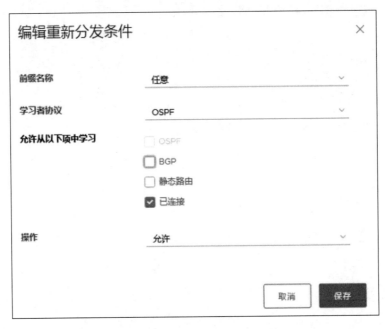

图 4-222　编辑路由重分发

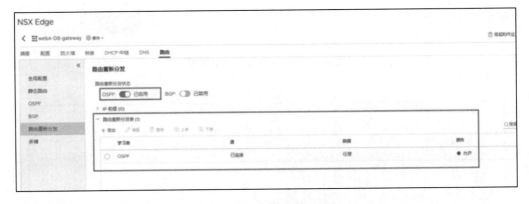

图 4-223　启用路由重分发

（15）配置完成后，去物理路由器上用命令查看 OSPF 路由表，可以看到有两条是从 192.168.60.1 Edge 上学习到的。见图 4-224。

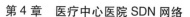

图 4-224 查看物理路由器路由表

可以从外部物理网络访问内部的逻辑网络对应的虚拟机，见图 4-225。

图 4-225 测试外部访问逻辑网络虚拟机

4.4 项目验收

本项目完成后，为了确保 SDN 架构功能完好，需要进行检验，检验内容如下：
（1）测试虚拟机通过 Edge 桥接配置来直接二层与 SW2 交换机的 VLAN2 通信。
（2）web-A 和 db-B 虚拟机分别连接到不同的逻辑交换机，通过 Edge 路由器来让两个不同分段的网络互通。
（3）Edge 路由做 web-B 的 DNAT，通过外网客户端来访问此 web-B 的页面。
（4）在外网的路由器用命令搜索路由表查看是否学习到 Edge 的 ospf 网段。

4.4.1 二层桥接通信验证

(1) 虚拟机连接到对应的桥接逻辑交换机,见图 4-226。

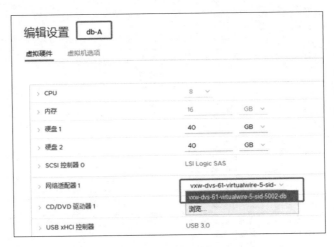

图 4-226 虚拟机连接逻辑交换机

(2) 检查桥接配置,见图 4-227。

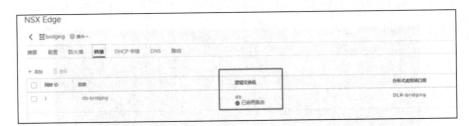

图 4-227 桥接列表

(3) 检查桥接的分布式端口组配置,见图 4-228、图 4-229。

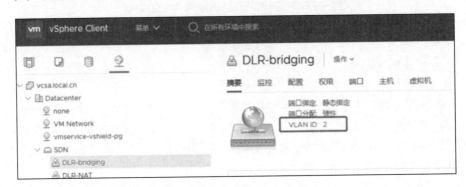

图 4-228 检查分布式端口组

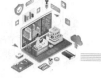

第4章 医疗中心医院 SDN 网络

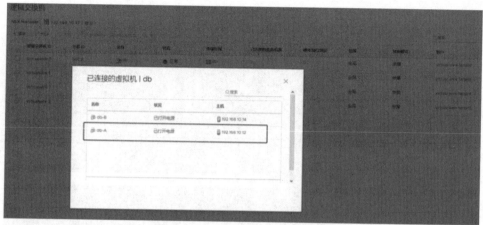

图 4-229 检查连接的虚拟机

（4）检查 SW2 VLAN2 接口 IP，见图 4-230。

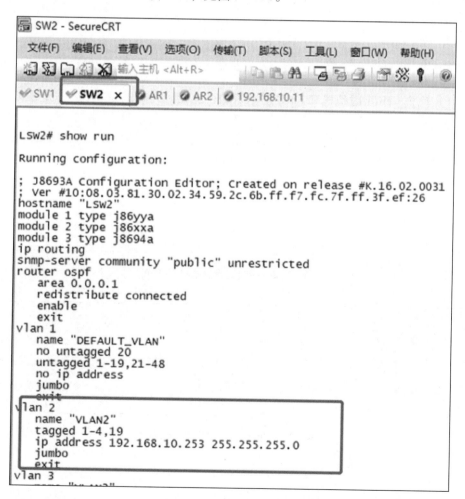

图 4-230 检查物理交换机配置

(5) 可以看到是直接二层通信,而不是经过网关。见图 4-231。

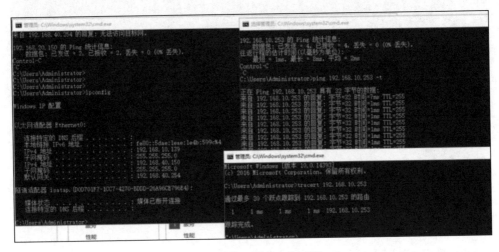

图 4-231 测试二层通信

4.4.2 逻辑交换机数据通信验证

(1) 检查 web-A 虚拟机和 db-B 虚拟机是否连接到对应的逻辑交换机,见图 4-232、图 4-233。

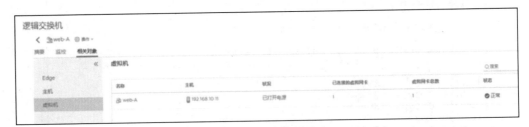

图 4-232 检查逻辑交换机 web-A

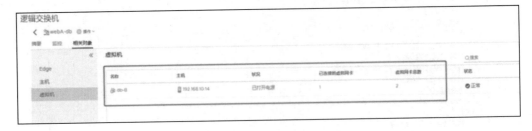

图 4-233 检查逻辑交换机 webA-db

（2）检查 web-A 与 webA-db 逻辑交换机是否正确连接到 Edge 上，并配置好接口对应的 IP 用于路由转发。见图 4－234。

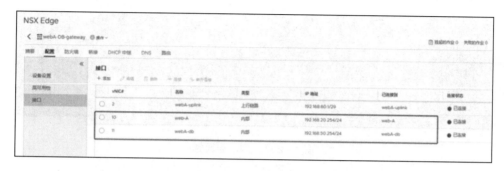

图 4－234　检查逻辑交换机连接

（3）虚拟机验证：
Web-A IP 为 192.168.20.150，见图 4－235。

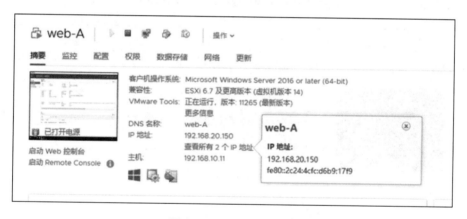

图 4－235　验证 Web-A

db-B IP 为 192.168.50.1，见图 4－236。

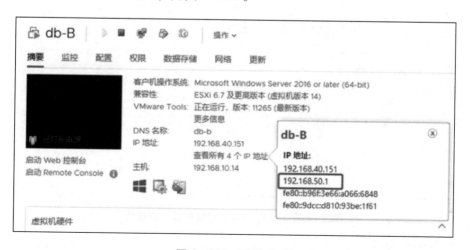

图 4－236　验证 db-B

从 web-A ping db-B 的 192.168.50.1 地址，结果如下，经过 Edge 路由转发后，使两个不同逻辑交换机的虚拟机三层互通。见图 4-237。

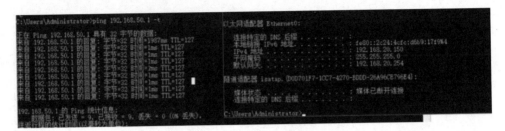

图 4-237 测试连通性

4.4.3 DNAT 功能验证

（1）虚拟机 web-B ip 为 192.168.30.150，见图 4-238。

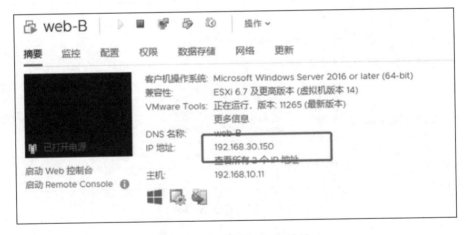

图 4-238 检查 web-B 地址

（2）连接到 web-B 的逻辑交换机，见图 4-239。

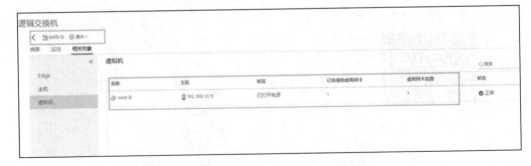

图 4-239 检查 web-B 连接的逻辑交换机

（3）web-B 逻辑交换机连接到名为 NAT 的 Edge 内部接口 IP 为 192.168.30.254 作为内部网关。上行接口连接到名为 DLR-NAT 的分布式端口组，使用 10.0.5.1 与 10.0.5.2 作为该接口的主与辅 IP。见图 4-240、图 4-241。

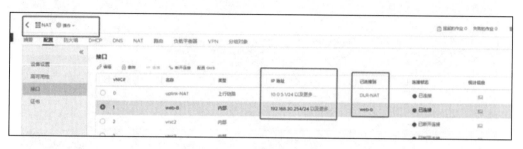

图 4-240　检查 NAT 接口情况

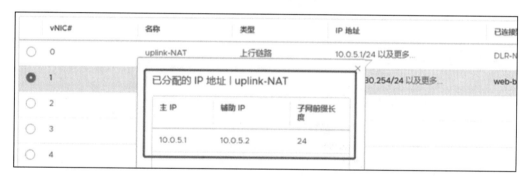

图 4-241　检查 NAT 接口情况

（4）检查 NAT 规则是否有误，见图 4-242。

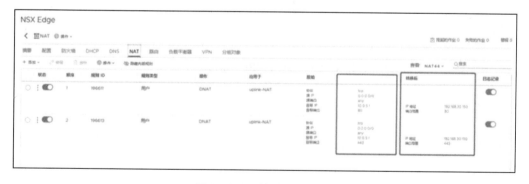

图 4-242　检查 NAT 规则

(5) 无误后从外网客户端访问 10.0.5.1，见图 4-243。

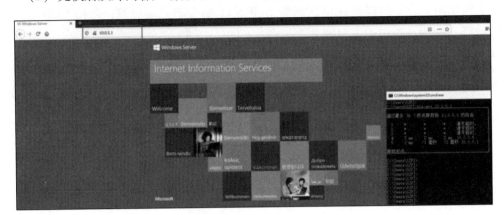

图 4-243 测试访问站点

4.4.4 边界路由宣告验证

(1) 检查 Edge 的 OSPF 配置，见图 4-244 至图 4-246。

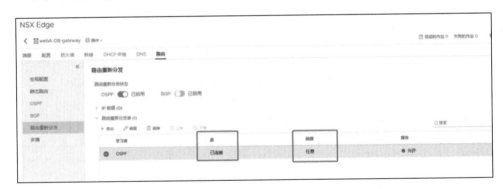

图 4-244 检查 OSPF 路由重分布

第 4 章 医疗中心医院 SDN 网络

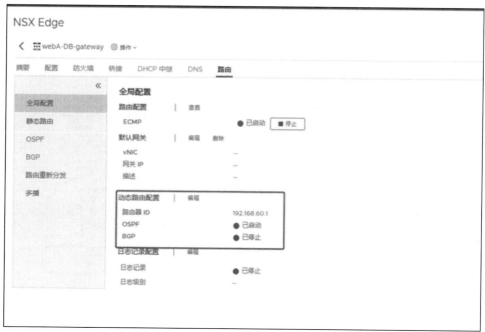

图 4-245 检查动态路由配置

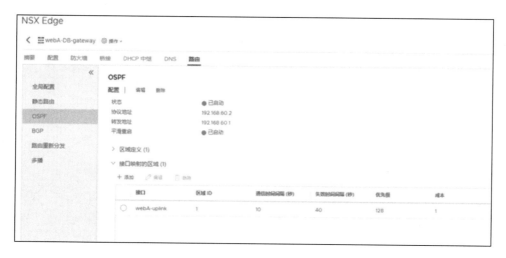

图 4-246 检查 OSPF 配置及状态

(2) 从 AR2 上 show 路由表能看到，学习到 Edge 的路由。见图 4-247。

```
[AR2]display ospf routing
        OSPF Process 1 with Router ID 1.1.1.1
                 Routing Tables

Routing for Network
Destination         Cost    Type     NextHop       AdvRouter     Area
192.168.10.0/24     3       Inter    10.2.10.1     2.2.2.2       0.0.0.0
10.2.10.0/30        1       Transit  10.2.10.2     2.2.2.2       0.0.0.0
192.168.1.0/24      2       Stub     10.2.20.2     3.3.3.3       0.0.0.2
192.168.60.0/29     3       Inter    10.2.10.1     2.2.2.2       0.0.0.0
10.2.0.0/30         2       Inter    10.2.10.1     2.2.2.2       0.0.0.0
10.2.0.4/30         2       Inter    10.2.10.1     2.2.2.2       0.0.0.0
10.2.20.0/30        1       Transit  10.2.20.1     3.3.3.3       0.0.0.2

Routing for ASEs
Destination         Cost    Type     Tag      NextHop       AdvRouter
10.0.0.0/24         10      Type2    0        10.2.10.1     10.2.0.2
10.0.1.0/24         10      Type2    0        10.2.10.1     10.2.0.2
10.0.2.0/24         10      Type2    0        10.2.10.1     10.2.0.2
10.0.3.0/24         10      Type2    0        10.2.10.1     10.2.0.2
10.0.4.0/24         10      Type2    0        10.2.10.1     10.2.0.2
10.0.5.0/24         10      Type2    0        10.2.10.1     10.2.0.6
192.168.50.0/24     0       Type2    0        10.2.10.1     192.168.60.1
192.168.20.0/24     0       Type2    0        10.2.10.1     192.168.60.1

Total Nets: 15
Intra Area: 3  Inter Area: 4  ASE: 8  NSSA: 0

[AR2]
```

图 4-247　检查路由学习情况

第 5 章　医疗中心医院安全虚拟化

在本项目当中，将会涉及 SDN 网络架构中的安全加固，通过分布式防火墙，防火墙策略及第三方网络虚拟化安全解决方案，加固整体 SDN 内虚拟机安全性，对 SDN 网络进行完整审计。

5.1　项目描述

项目分析：

随着国家对医院的网络安全不断提出更高的要求，医院也需要在更细颗粒度下管理网络，并可以快速进行配置，保持业务的敏捷性。

根据等保三级要求，应在网络边界部署访问控制设备，启用访问控制功能；会话状态信息为数据流提供明确的允许/拒绝访问的能力，控制粒度为端口级；只有经过精确匹配的应用协议才能通过防火墙。

通过本项目的建设，将为医疗中心医院的 SDN 架构进行网络加固，通过部署分布式防火墙、第三方 SDN 网络安全方案，实现内网审计、实时文件防护、访问控制等功能。

5.2　项目关联的核心技术知识点

5.2.1　软件定义数据中心的安全定义

软件定义数据中心（software define data center，SDDC）是目前作为数据中心架构中最为热门且最具有发展潜力的一套解决方案。通过统一的数据中心管理平台，将计算单元、存储单元、网络架构等各种独立个体进行汇聚管理。软件定义数据中心的核心理念是将硬件与软件抽象化，将数据中心的控制层面由软件进行管理，以大量物理资源汇聚未虚拟资源提供服务。

这种解决方案为数据中心实现了高效率工作流程，提供了传统架构未曾拥有的自动化、灵活性、管理效率。然而，SDDC 的架构复杂性也为其带来了新的信息安全威胁，传统的信息安全管理手段已经不适合 SDDC 方案，因此 SDDC 作为数据中心的新型架构，需要重新定义安全信息管理。

5.2.1.1　虚拟化安全

SDDC 中及其重要的安全措施，对硬件平台进行功能配置，为虚拟主机进行安装补丁，皆可防止不法手段的攻击击穿虚拟化层进行数据偷窃。同时，有效提高数据中心整体的稳定性。

5.2.1.2 存储安全

SDDC 中使用软件层面进行存储资源管理访问，因此存储资源也是 SDDC 安全中的一环，尽管已经采取了其他保护措施，但攻击者仍然可以不受限制地访问存储资源。因此，需要使用身份验证和加密来解决此问题。

5.2.1.3 网络安全

SDDC 定义中包含了 SDN 的概念，因此 SDN 安全也是 SDDC 最大最危险的安全问题，SDN 层可以通过 API 进行横向网络攻击，此举有可能影响易受攻击的控制器，通过控制器则可以对网络进行完全控制。因此，SDN 安全通常涉及以下两点：

（1）保护数据平面层，使用 TLS 有助于验证控制器和网络设备/ SDN 代理，并避免监听和欺骗的南向通信。

（2）保护控制器层，对控制器进行安全加固，通常可以使用强化 Linux 系统安全的方式为控制器进行加固。

5.2.2 VMware NSX 的网络安全

5.2.2.1 VMware NSX 软件定义网络方案

VMware NSX 是领先的软件定义网络方案，具有内核级的安全解决方案。NSX 可实现网络和安全保护虚拟化，从而创建高效、敏捷且可延展的逻辑结构，并满足虚拟数据中心的性能和可扩展性要求。NSX 采用虚拟安全设备架构。虚拟工作负载网络流量会流经这些设备，并且在此应用了防火墙和负载平衡等一系列服务。集成合作伙伴的第三方服务也可通过这些设备访问网络流量。使用 NSX，企业可以自信地虚拟化关键业务应用，构建安全敏捷的私有云，并保护虚拟桌面解决方案的安全。

VMware 软件定义的网络与安全解决方案能够以编程的方式将虚拟网络调配、添加到工作负载，以及在当前数据中心乃至多个数据中心内根据需要在任何地方放置、移动或扩展。此外，网络和安全服务的调配和操作提供了一个开放式框架以集成第三方硬件或软件服务。这样，通过一个集成式可延展平台即可大幅简化操作、实现资源的高效利用和提高敏捷性，保障数据安全的同时可根据业务需要进行扩展。

5.2.2.2 NSX 中的分布式防火墙

VMware NSX 在虚拟主机中嵌入了内核级防火墙，实现了群集内分布式防火墙功能。分布式防火墙主要拥有以下功能特性：

（1）虚拟化管理程序级防火墙通过虚拟化管理程序检测功能在虚拟网卡级别实施入站/出站连接控制。

（2）L2-L4 防火墙可防范多种攻击类型。如密码嗅探、地址解析协议（address resolution protocol，ARP）欺骗和投毒攻击。同时，提供简单网络管理协议（simple network mangement protocol，SNMP）流量的完全隔离。

（3）可以根据网络、应用程序端口、协议类型（TCP、UDP）或应用程序类型实施保护。

（4）在虚拟机迁移时提供动态保护。

（5）采用基于 IP 的有状态防火墙和应用层网关，可支持包括 Oracle、Sun 远程过程调用（remote procedure call，RPC）、Microsoft RPC、轻型目录访问协议（lightweight directory access protocol，LDAP）和 SMTP 在内的众多协议，可通过仅在需要时才打开会话（端口）来提高安全性。

（6）详细的流量统计信息和报告。

5.2.3 基于云引擎网络安全的网络虚拟化安全方案

奇安信虚拟化安全管理系统是面向云计算或虚拟化环境的"一站式"安全产品。产品支持 vSphere、XEN、KVM、Hyper-V 等虚拟化环境、Openstack 等云计算平台，提供 Hypervisor 防护、云主机系统加固、恶意软件防护、应用程序管控等功能，并支持异构虚拟化平台统一管理的管理方式。其核心功能如下：

（1）恶意软件防护。虚拟化安全管理系统防恶意软件模块可提供防恶意软件防护，包括勒索软件、病毒、蠕虫、木马后门等，通过实时扫描、预设扫描及手动扫描，对恶意软件采取清除、删除、拒绝访问或隔离等处理措施。检测到恶意软件时，可以生成警报日志。

（2）虚拟防火墙。虚拟化安全管理系统防火墙模块具有企业级、双向性和状态型特点，可用于启用正确的服务器运行所必需的端口和协议上的通信，并阻止其他所有端口和协议，降低对服务器进行未授权访问的风险。

（3）入侵防御。虚拟化安全解决方案入侵防御模块能够对暴力破解、缓冲溢出、漏洞利用等网络攻击行为进行检测和拦截。同时依托全球众测网络和威胁预警平台，紧急情况下可对新发现的漏洞攻击方式提供小时级响应，无须重新启动系统即可在数分钟内将这些规则应用到数以千计的服务器上，实现虚拟补丁的功能。

（4）安全基线。虚拟化安全管理系统对宿主机及虚拟机通过设定预置检查基线的方式，对目标系统展开安全检查，找出不符合的项目，选择和实施安全措施来控制安全风险，并通过对历史数据的分析获得业务系统安全状态和变化趋势，保障云环境的安全。

（5）Webshell 检测。虚拟化安全管理系统集成了自研的 Webshell 扫描引擎，可对各种 Webshell 后门文件进行扫描与隔离，有效对主机进行安全加固，抵御来自外来 Web 漏洞利用的攻击。

5.3 项目实施

本项目将按照以下拓扑规划，实现数据中心内建 SDN，与传统网络架构相交接，在不更改传统网络架构的前提下实现网络之间的无缝融合。见图 5-1。

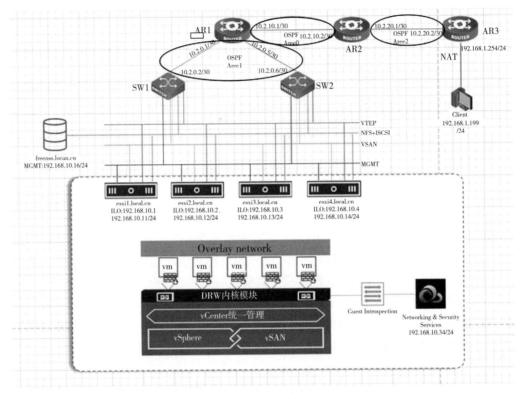

图 5-1 医疗中心安全虚拟化拓扑图

5.3.1 任务1 服务器虚拟化安全加固

5.3.1.1 任务简介

在本任务小节中,将通过分布式防火墙对虚拟机的访问控制,实现对服务器的安全加固。

5.3.1.2 任务流程

(1) 访问 vCenter,选择网络和安全菜单,点击"防火墙设置"。见图 5-2。

第 5 章　医疗中心医院安全虚拟化

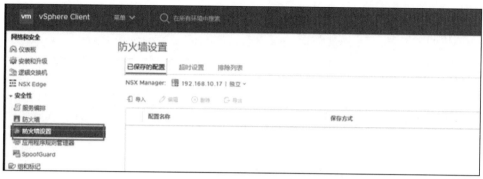

图 5-2　防火墙设置

（2）点击排除列表，选择用户排除的虚拟机。见图 5-3。

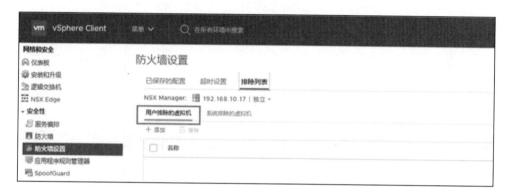

图 5-3　防火墙排除列表

（3）点击"添加"，见图 5-4。

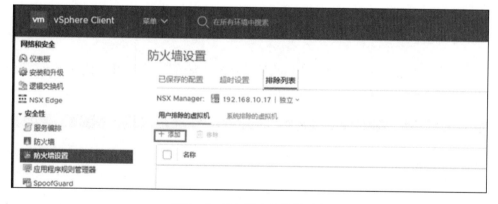

图 5-4　添加防火墙排除列表

271

(4)选中系统架构关键虚拟机,添加进排除列表,避免因为防火墙规则导致系统无法访问。见图5-5、图5-6。

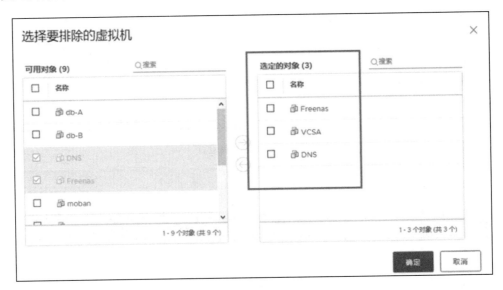

图5-5 选择要排除的虚拟机

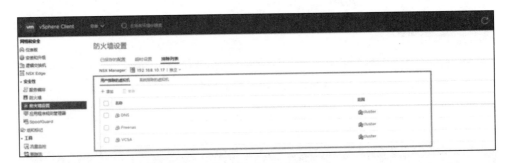

图5-6 防火墙排除列表

(5)设置好排除列表以后选中防火墙,点击"常规",并展开默认区域第三层的内容。见图5-7。

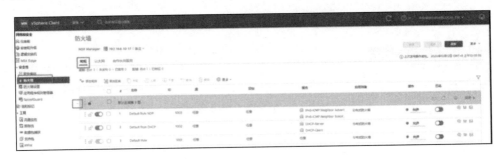

图5-7 防火墙常规列表

第 5 章　医疗中心医院安全虚拟化

（6）点击添加规则,名称为 web-db,选择源为 web-A、web-B 虚拟机,目标为 db-A、db-B 虚拟机,操作为允许。见图 5 – 8、图 5 – 9。

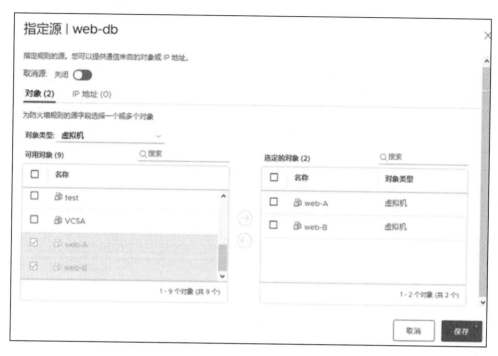

图 5 – 8　指定 web-db 规则的源

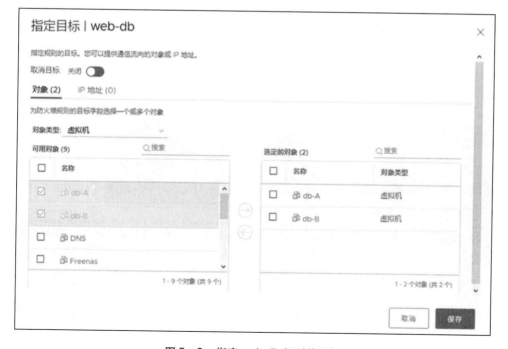

图 5 – 9　指定 web-db 规则的目标

(7) 设置后见图 5-10。

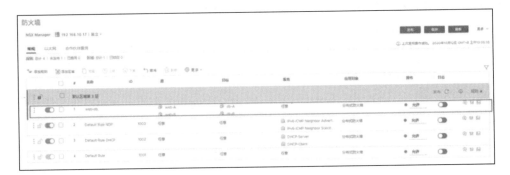

图 5-10 完成 web-db 规则

(8) 点击"添加规则",名称为 deny-db,源是任意,目标为 db-A、db-B 虚拟机,服务为任意,操作为拒绝,将规则放置在 web-db 的下方,见图 5-11。

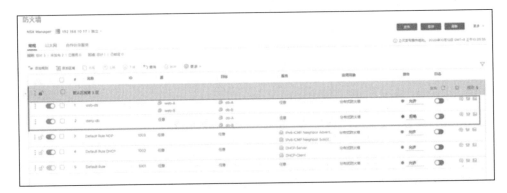

图 5-11 添加拒绝规则

(9) 在发布规则前,从其他主机是可以访问 db 虚拟机的,见图 5-12。

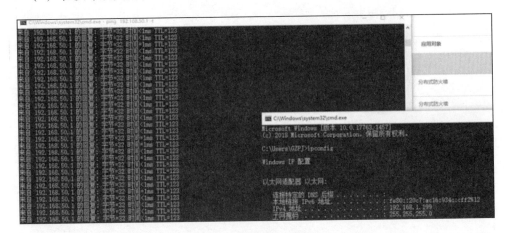

图 5-12 规则发布前测试

在规则发布后,无法从 web-A、web-B 以外的终端或在排除列表的虚拟机来访问 db 虚拟机,见图 5-13、图 5-14。

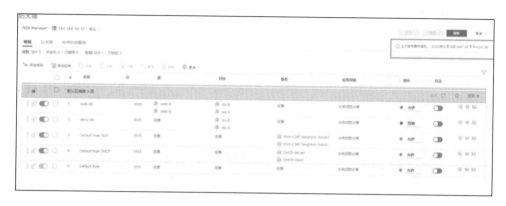

图 5-13　防火墙规则发布

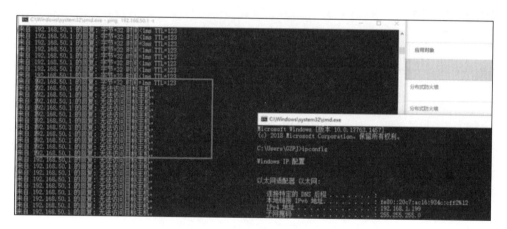

图 5-14　防火墙规则发布后测试

而使用 web-A、web-B 是仍能继续访问的,见图 5-15。

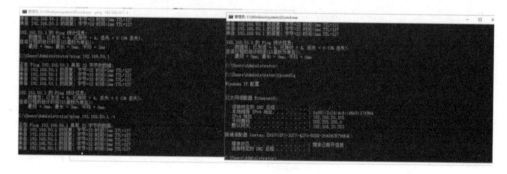

图 5-15　防火墙规则发布后测试

5.3.2 任务 2 网络虚拟化安全加固

5.3.2.1 任务简介

在本任务小节中,将通过 SpoofGuard 对 SDN 的逻辑交换机及路由器进行安全限制,实现对 SDN 网络内部的安全加固。

5.3.2.2 任务流程

(1) 访问 VC,网络和安全,选择 SpoofGuard,进入图 5-16 界面。

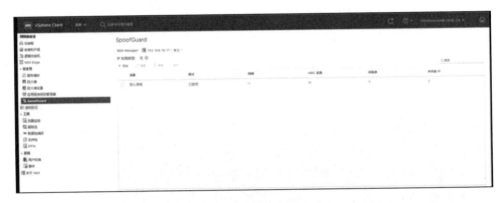

图 5-16 SpoofGuard 列表

(2) 更改 IP 检查类型,见图 5-17。

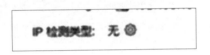

图 5-17 修改检查类型

将 DHCP 和 arp 监听都勾选上,ARP IP 最大数量为 128,见图 5-18。

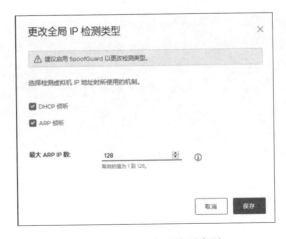

图 5-18 更改全局检测类型

第 5 章　医疗中心医院安全虚拟化

（3）默认策略是禁用的模式，我们在创建策略前先 ping web-A 虚拟机的 192.168.20.150 地址，可以看到是正常通信的。见图 5-19。

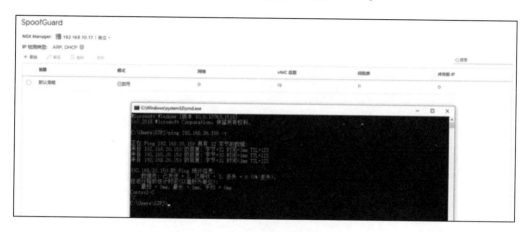

图 5-19　添加策略前测试通信状态

（4）选择添加策略，见图 5-20。

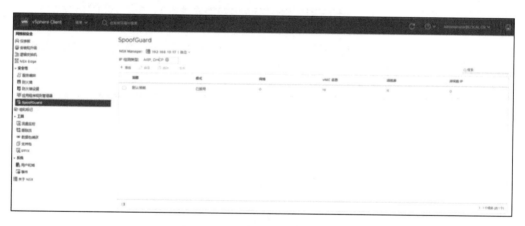

图 5-20　添加 SpoofGuard 策略

277

(5) 策略名称为信任 IP,启用该策略,模式为使用前手动检查和批准分配的所有 IP。见图 5-21。

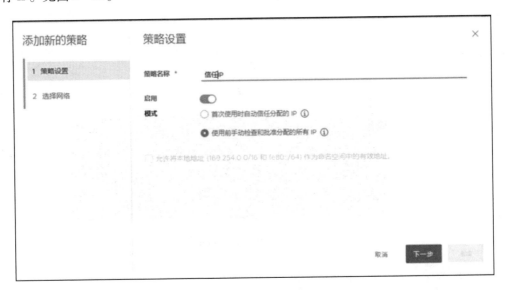

图 5-21 SpoofGuard 策略设置

(6) 对象类型可以为传统的端口组也可以为 SDN 的逻辑交换机,选定要应用在哪几个端口组或逻辑交换机。见图 5-22。

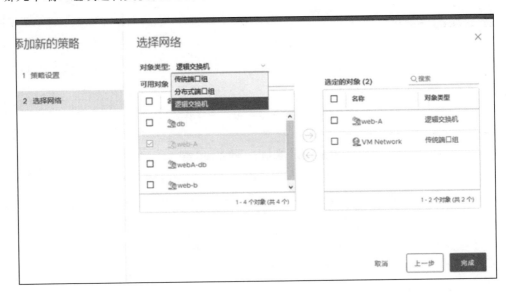

图 5-22 SpoofGuard 策略网络的选择

（7）在策略创建完毕后，由于 web-A 虚拟机处于 web-A 逻辑交换机内，所以匹配到了策略，系统自动阻止了该 IP 的通信。见图 5-23。

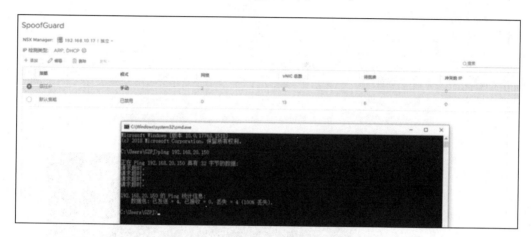

图 5-23　SpoofGuard 策略创建后测试

（8）进入策略，选中要批准的虚拟机对应的 IP。见图 5-24。

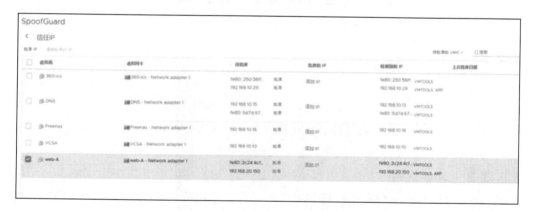

图 5-24　选择批准的虚拟机

（9）点击"批准 IP"，见图 5-25。

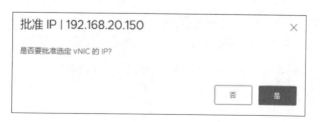

图 5-25　批准虚拟机对话框

（10）在批准后，系统放通了该 IP 的访问。见图 5-26。

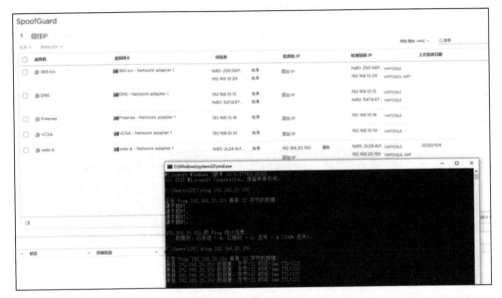

图 5-26　批准放行测试

5.3.3　任务 3　网络虚拟化安全加固

5.3.3.1　任务简介

在本任务小节中，将通过第三方安全方案——奇安信网神对虚拟机进行防护，通过 NSX GI 及消息中心实现轻代理杀毒。提高服务器、客户端内部安全。

5.3.3.2　任务流程

（1）通过 vSphere Client 登录到 VC 上，选择"主机"-"配置"-"虚拟机"-"代理虚拟机设置"-"编辑"，见图 5-27。

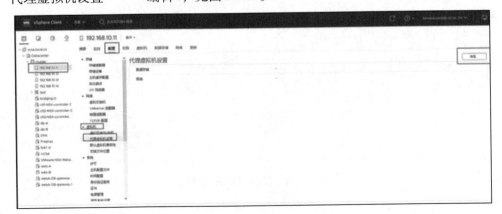

图 5-27　代理虚拟机设置

第 5 章 医疗中心医院安全虚拟化

（2）选择代理虚拟机放置的存储和使用的网络，见图 5-28。

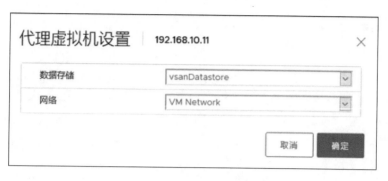

图 5-28 代理虚拟机数据存储及网络

（3）其余 3 台主机按照上述步骤配置，结果见图 5-29 至图 5-31。

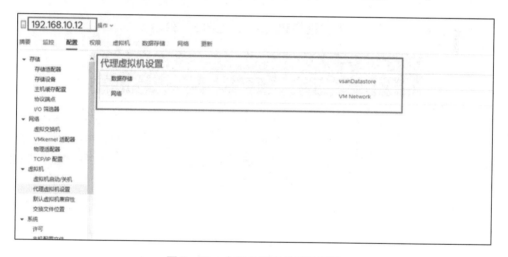

图 5-29 主机 2 代理虚拟机设置

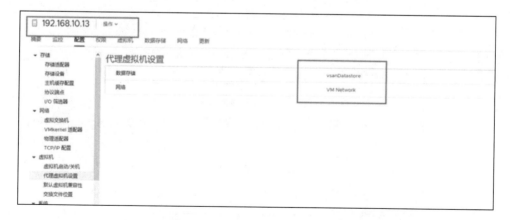

图 5-30 主机 3 代理虚拟机设置

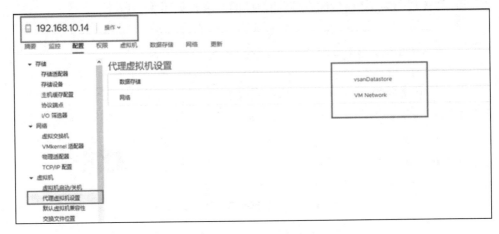

图 5-31　主机 4 代理虚拟机设置

(4)选择"菜单",进入"网络和安全",见图 5-32。

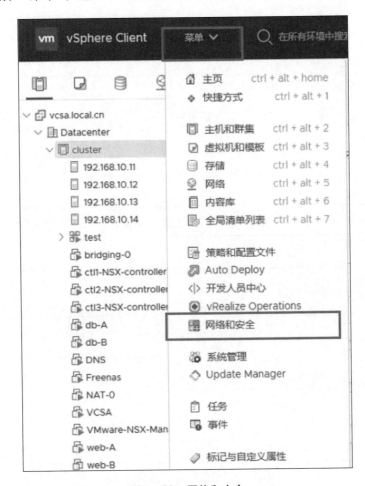

图 5-32　网络和安全

第 5 章　医疗中心医院安全虚拟化

（5）点击"安装和升级"－"服务部署"－"添加"，见图 5－33。

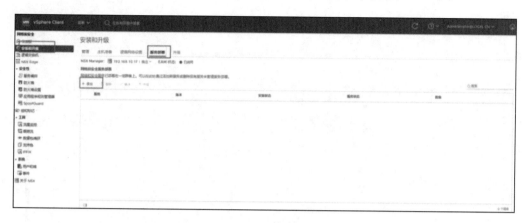

图 5－33　添加服务部署

（6）勾选"guest introspection"（简称 GI 服务），点击"下一步"。见图 5－34。

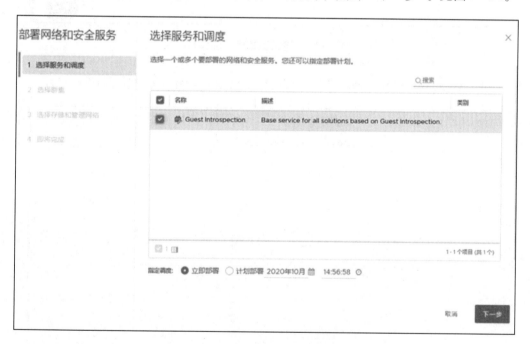

图 5－34　选择 GI 服务

(7)选择部署的数据中心和群集,点击"下一步"。见图 5-35。

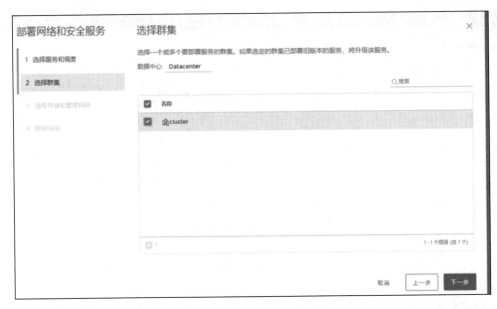

图 5-35　选择数据中心和群集

(8) GI 的数据存储和网络选择已在主机上指定,编辑 IP 分配。见图 5-36。

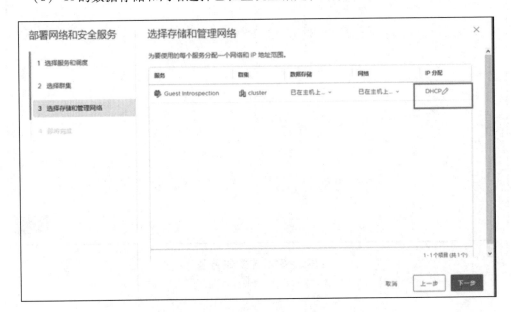

图 5-36　选择数据存储和管理网络

（9）勾选使用 IP 池，点击添加 IP 池。见图 5-37。

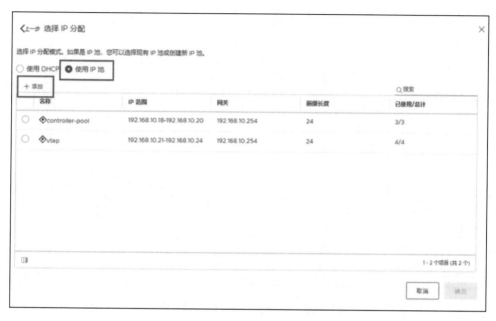

图 5-37　添加 GI 的 IP 池

（10）设置地址池名称为 GI-pool，网关为 192.168.10.254，DNS 192.168.10.15，DNS 后缀 local.cn，Ip 地址范围 192.168.10.25 – 192.168.10.28/24，设置完毕后，保存。见图 5-38。

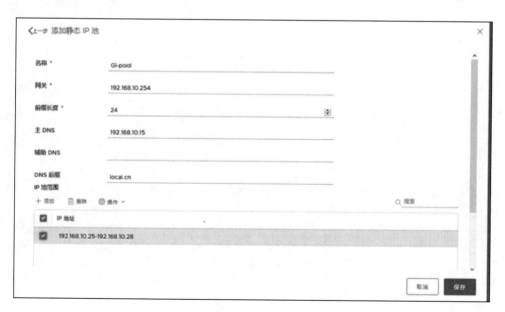

图 5-38　设置 GI 的 IP 池

(11) 确认无误后点击"下一步",见图 5-39。

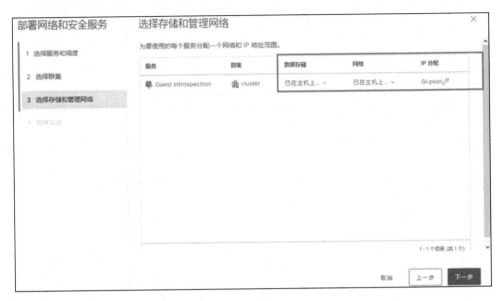

图 5-39　GI 存储和管理网络配置情况

(12) 最后确认无误后提交任务,见图 5-40。

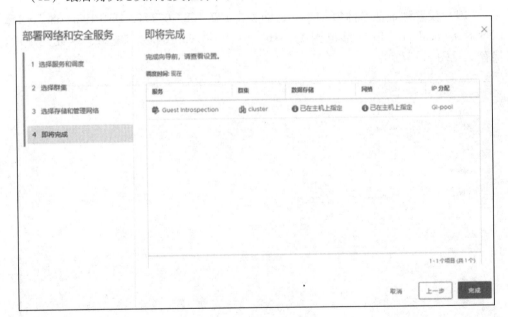

图 5-40　GI 配置摘要

第 5 章 医疗中心医院安全虚拟化

（13）安装完毕后需要等待安装状态和服务状态变为健康，见图 5-41。

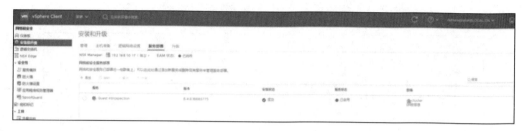

图 5-41　GI 安装完毕

（14）回到主机界面会看到多出来一个 ESX Agents 资源池，里面存放着每一台 ESXi 的 GI 虚拟机，请勿关机或者删除，否则将影响功能。见图 5-42。

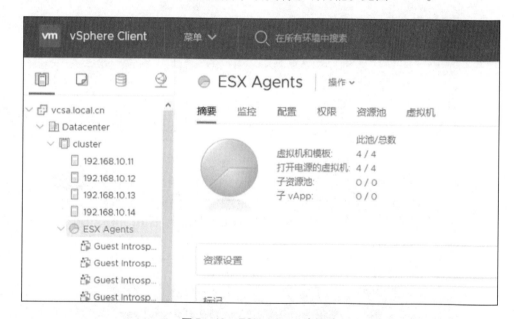

图 5-42　ESX Agents 资源池

（15）新建一台虚拟机名称为360-ics，分配4核8G 1T硬盘，选择与NSX相同的网络端口组，挂载对应的安装镜像，无误后提交任务。见图5-43。

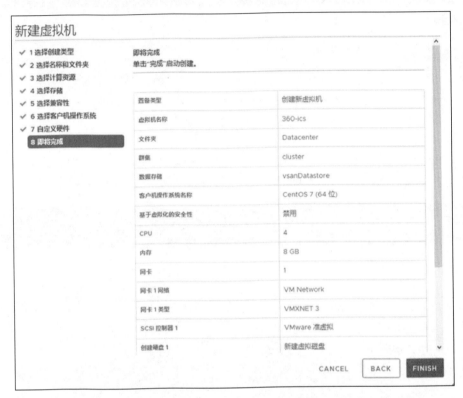

图5-43 新建360-ics虚拟机摘要

（16）虚拟机开机后，如下界面，等待60 s或者直接回车。见图5-44。

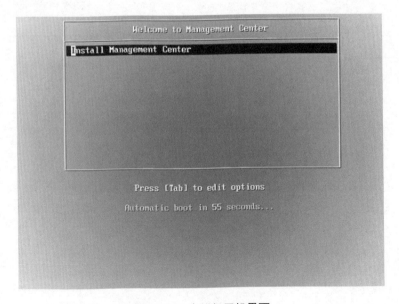

图5-44 虚拟机开机界面

第5章 医疗中心医院安全虚拟化

（17）脚本自动安装中，没有安装完成前静待安装即可。见图5-45至图5-47。

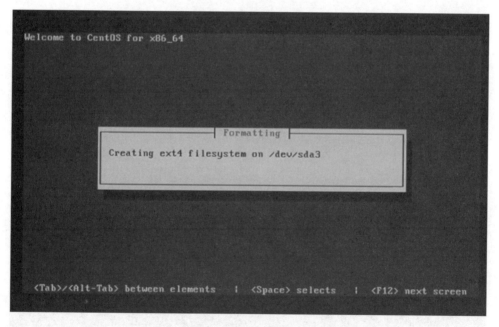

图5-45 自动安装脚本

图5-46 自动格式化文件系统

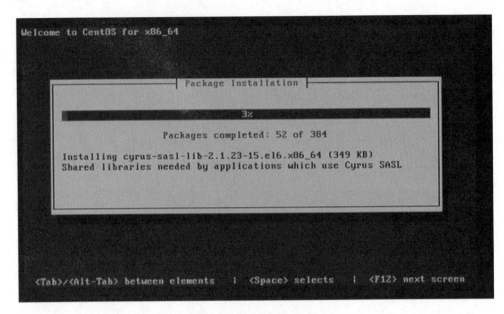

图 5-47 系统安装进行中

(18) 安装完成后,提示重启,回车即可。见图 5-48。

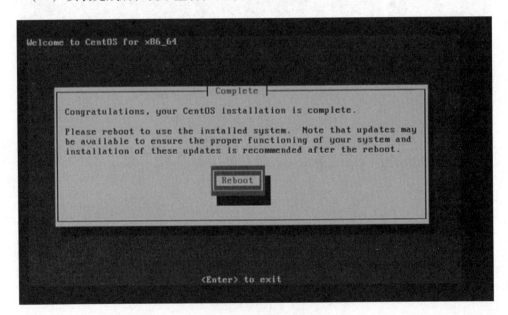

图 5-48 提示重启虚拟机

（19）开机完成后，可以看到 dcui 控制台。见图 5-49。

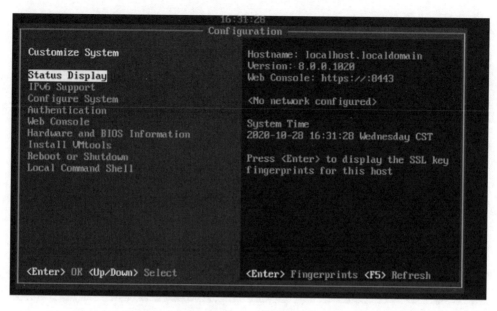

图 5-49　dcui 控制台

（20）选择第三项系统配置，回车。见图 5-50。

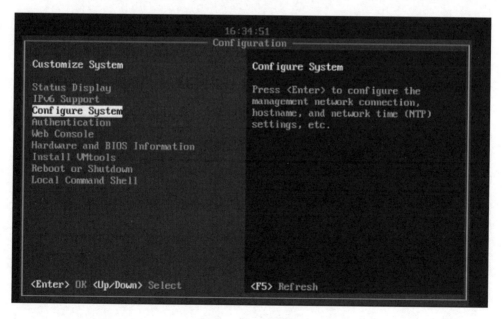

图 5-50　系统配置

(21) 进入系统配置界面后, 第一项网络配置回车。见图 5-51。

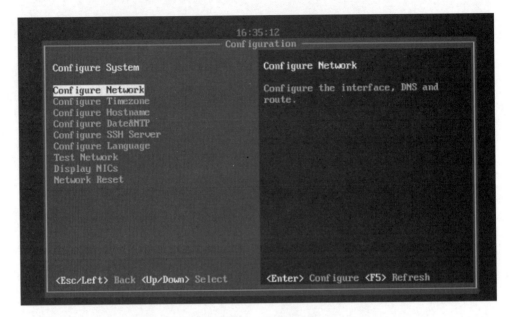

图 5-51 网络配置

(22) 进入网络配置界面后, 第一项配置接口回车。见图 5-52。

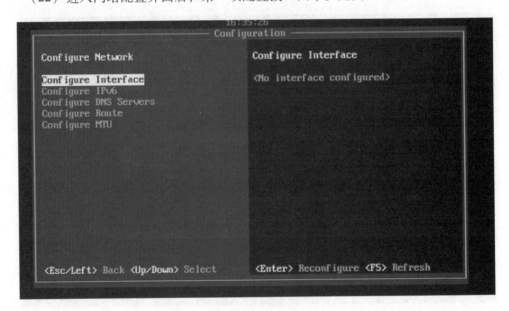

图 5-52 接口配置

(23) 用方向键移动到静态选项,回车。见图 5-53。

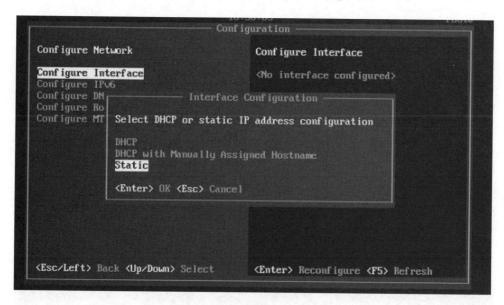

图 5-53 选择静态地址

(24) 配置好 IP、掩码、网关和主机名后见图 5-54,回车。

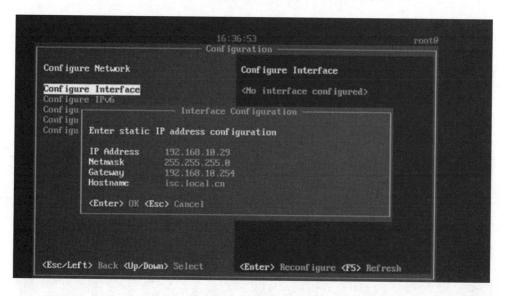

图 5-54 配置静态地址

(25) 这里再确认一遍无误后提交。见图 5-55。

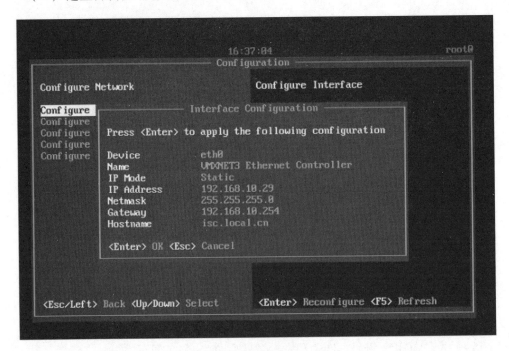

图 5-55 确认配置地址内容

(26) 网络配置中，见图 5-56。

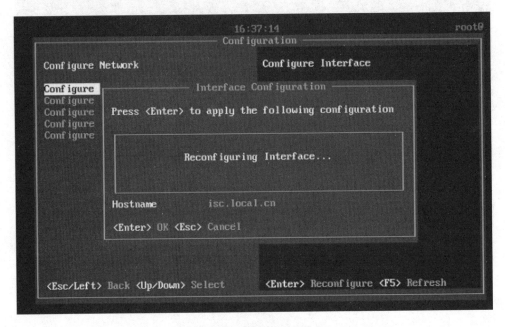

图 5-56 系统网络配置中

(27) 网络配置完成后见图 5-57。

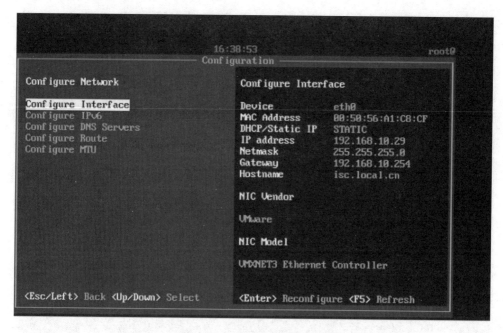

图 5-57 完成静态地址配置

(28) 接着选择配置 DNS 服务，回车。见图 5-58。

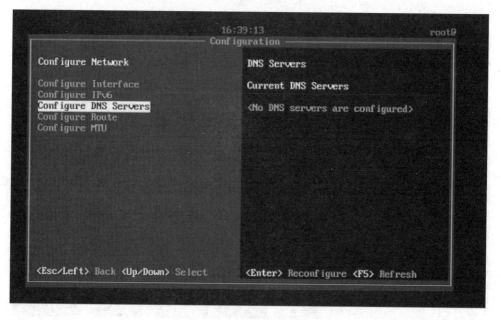

图 5-58 配置 DNS 服务

(29) 填写 DNS 服务器 IP，回车。见图 5-59。

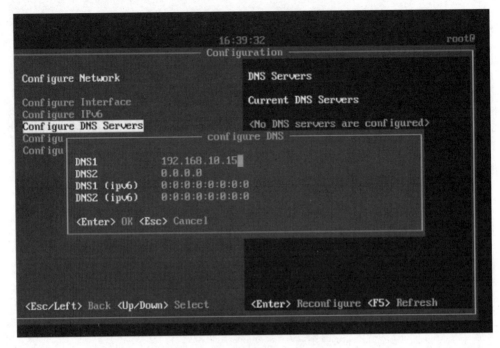

图 5-59　配置 DNS 服务器地址

(30) 配置好后见图 5-60。

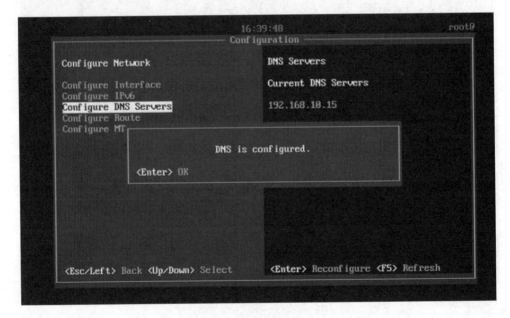

图 5-60　系统配置 DNS 中

（31）回到系统配置菜单，选择时区配置，回车。见图 5-61。

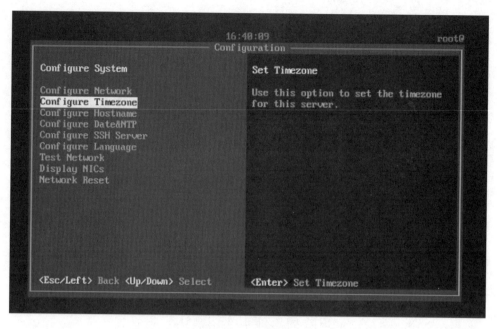

图 5-61　配置时区

（32）选择亚洲，回车。见图 5-62。

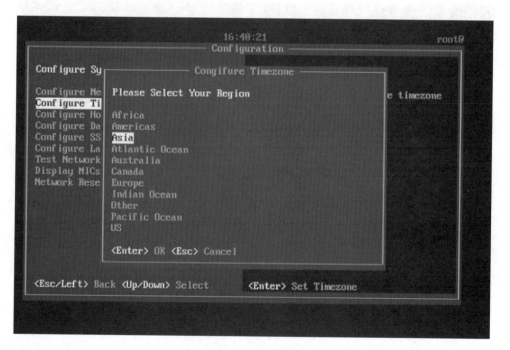

图 5-62　选择亚洲时区

(33) 选择亚洲/上海,回车。见图 5-63。

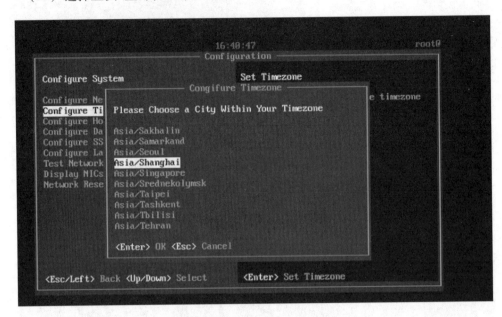

图 5-63　选择亚洲-上海时区

(34) 确认无误后,回车。见图 5-64。

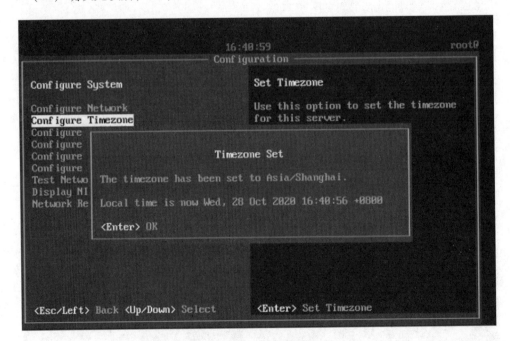

图 5-64　确认时区配置信息

（35）接下来在虚拟机摘要界面，点击"安装 VMware Tools"提示，见图 5-65，点击"挂载"。

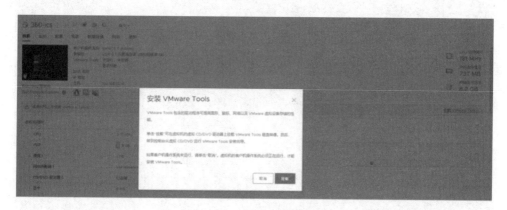

图 5-65　安装 VM Tools

（36）挂载完成后，回到虚拟机 DCUI 界面，选择安装 VMtools 选项回车。见图 5-66。

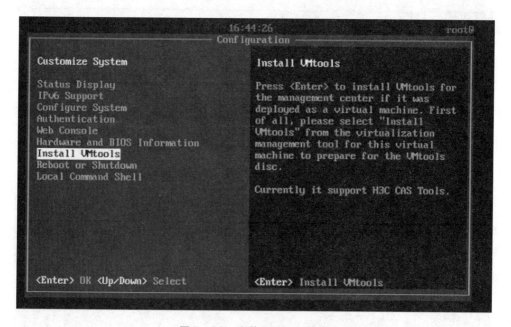

图 5-66　安装 VMtools 选项

(37) F8 回车确认安装，见图 5 – 67。

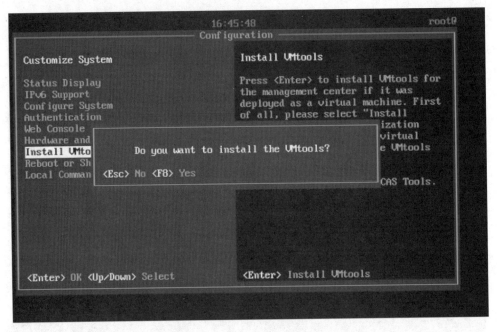

图 5 – 67　确认安装 VMtools

(38) VMtools 安装中，见图 5 – 68。

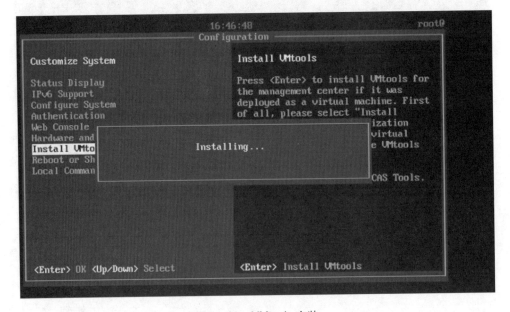

图 5 – 68　VMtools 安装

第 5 章　医疗中心医院安全虚拟化

(39) 安装成功，见图 5-69。

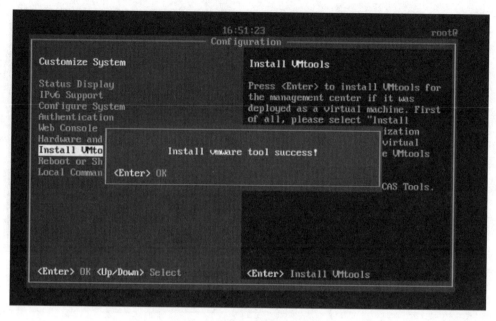

图 5-69　完成 VMtools 安装

(40) VMtools 安装完成后，虚拟机摘要界面见图 5-70。

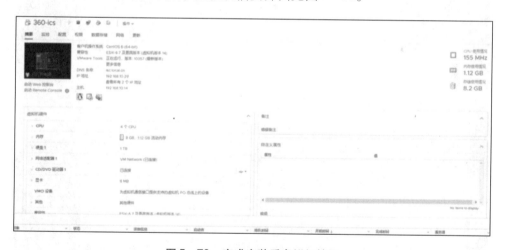

图 5-70　完成安装后虚拟机摘要

（41）使用浏览器访问该虚拟机的 8443 端口，输入账号密码。见图 5-71。

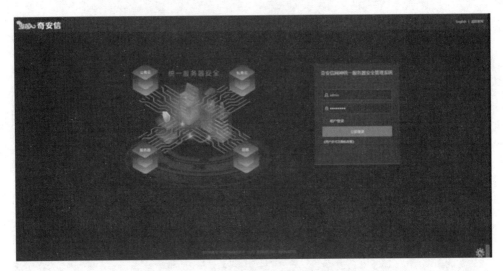

图 5-71　服务器安全管理系统界面

（42）需要同意用户协议，见图 5-72。

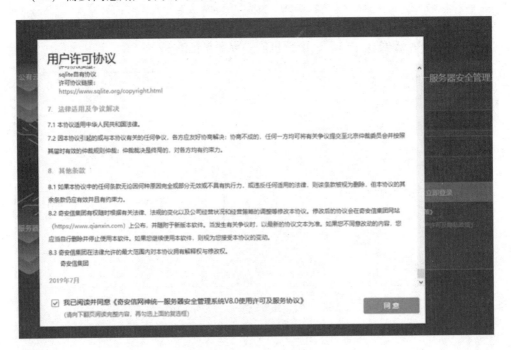

图 5-72　用户许可协议

第 5 章　医疗中心医院安全虚拟化

（43）提示需要更改密码，见图 5-73。

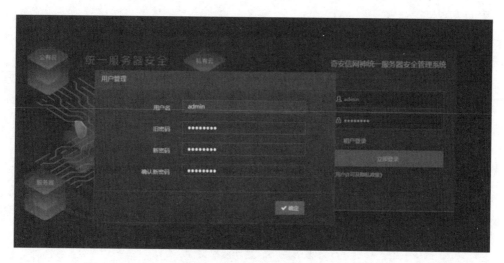

图 5-73　提示更改密码

（44）密码更改完成后登录，界面见图 5-74。

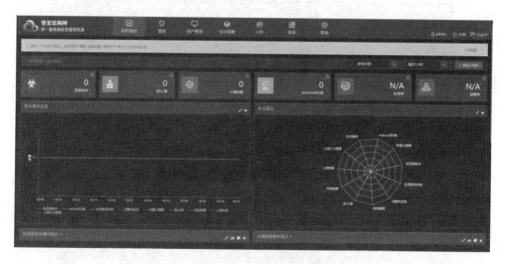

图 5-74　系统界面

（45）由于许可还没打上去，我们需要先点击管理-使用许可点击更新授权文件。见图5-75。

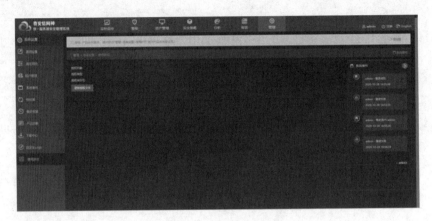

图5-75　更新授权文件

（46）选择授权文件，见图5-76。

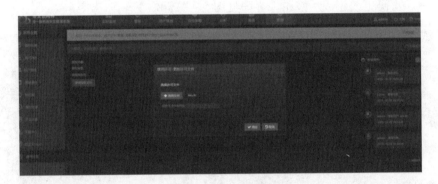

图5-76　选择授权文件

（47）授权后见图5-77。

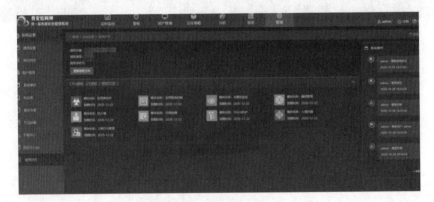

图5-77　完成授权界面

(48)点击"资产管理"-"主机",见图 5-78。

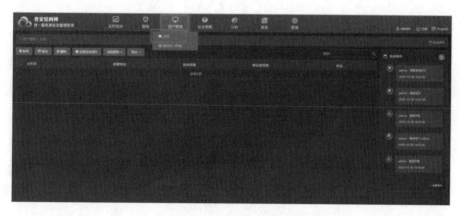

图 5-78　查看资产情况

(49)点击"新增主机",选择"虚拟化平台",类型为"VMware vSphere",填写各项参数。见图 5-79。

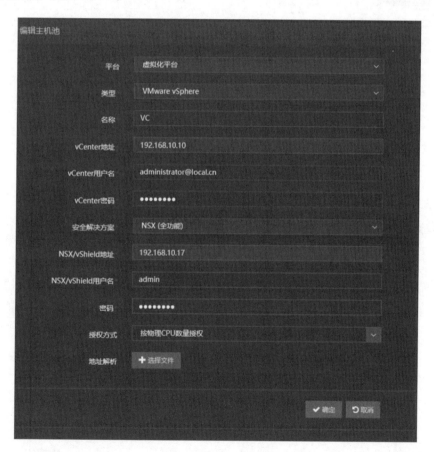

图 5-79　新增 VC 主机

(50) 添加主机后见图5-80，此时需要回到VC界面部署服务来和360平台对接。

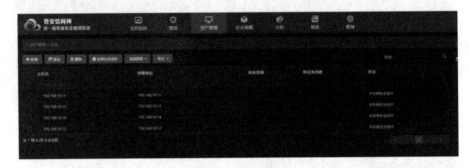

图5-80 主机管理列表

(51) 回到网络和安全菜单，点击"安装和升级"-"服务部署"。见图5-81。

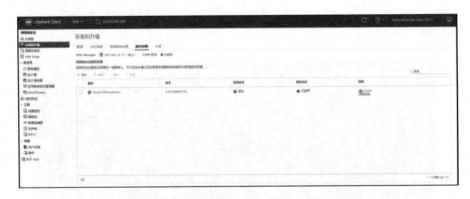

图5-81 服务安装和升级界面

(52) 和部署GI服务一样，这次会多出一个NSVM Security Service选项，我们选择此选项。见图5-82。

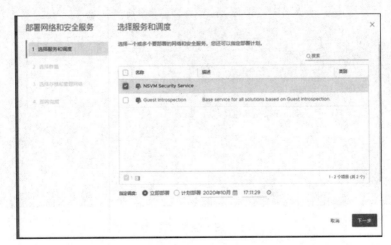

图5-82 NSVM安装

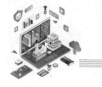

(53) 选择放置的群集,见图 5-83。

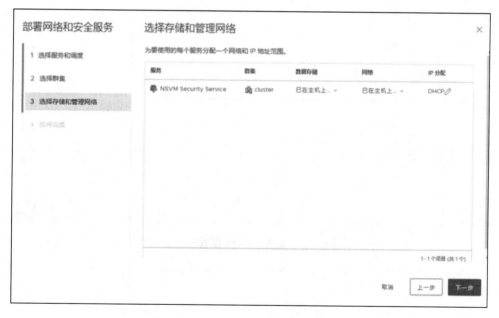

图 5-83　NSVM 放置群集

(54) 数据存储和网络选择已在主机上配置,编辑 IP 分配。见图 5-84。

图 5-84　NSVM 存储和网络

(55)勾选使用 IP 池,点击"添加"。见图 5–85。

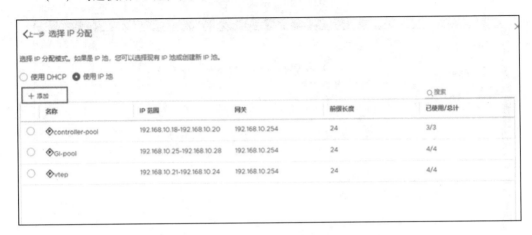

图 5–85　添加 NSVM 地址池

(56)填写各项参数后提交,见图 5–86。

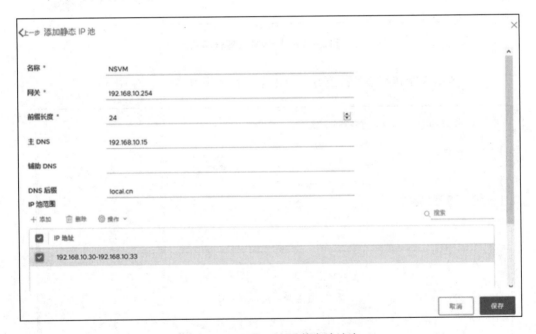

图 5–86　配置 NSVM 静态地址池

（57）IP 池选择完毕后，继续"下一步"。见图 5-87。

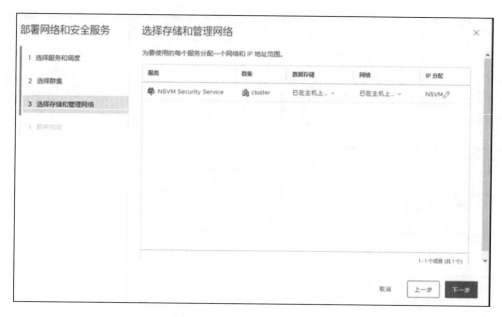

图 5-87　NSVM 地址池配置信息

（58）最后检查是否有遗漏配置，无误后提交。见图 5-88。

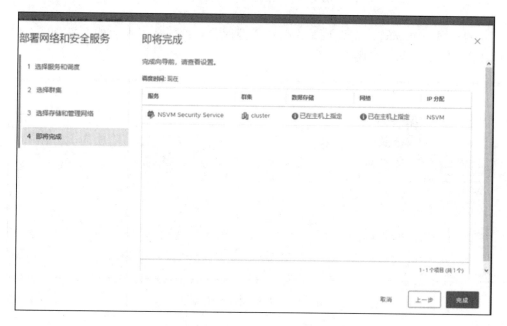

图 5-88　NSVM 安装配置信息

(59) 服务部署安装中，耐心等待安装完成。见图 5-89。

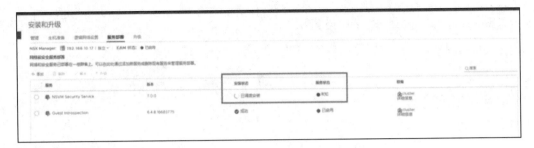

图 5-89　NSVM 安装中

安装完成后见图 5-90。

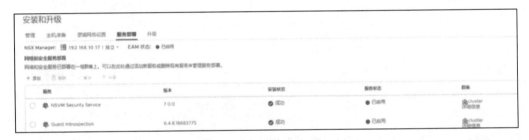

图 5-90　完成 NSVM 安装

(60) 回到 vCenter，展开 ESX Agents 资源池，会发现多了 4 台虚拟机分别对应 11-14 的 ESXi 主机。见图 5-91。

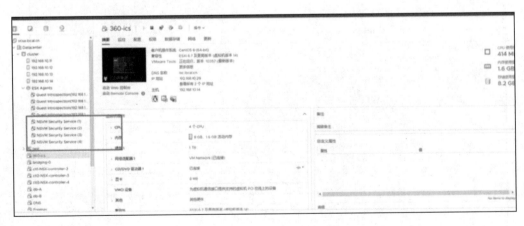

图 5-91　ESX Agents 资源池

(61) 编辑这 4 台虚拟机的配置，出现该提示，点击 "继续"。见图 5-92。

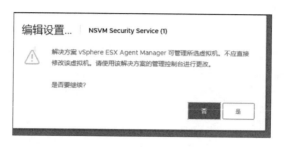

图 5-92　编辑 NSVM 虚拟机配置

(62) 将 4 台虚拟机的第三个网络适配器连接的端口组改为 vmservice-vshield-pg 端口组。见图 5-93 至图 5-96。

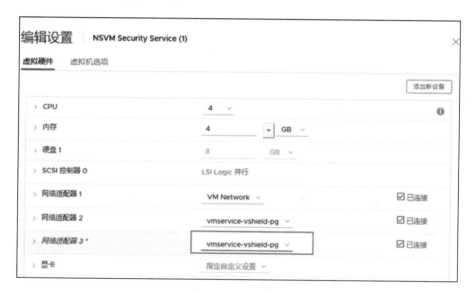

图 5-93　更改 NSVM 虚拟机 1 端口组

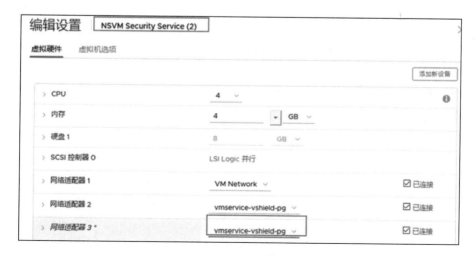

图 5-94　更改 NSVM 虚拟机 2 端口组

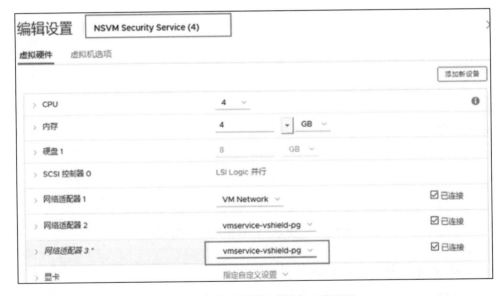

图 5-95　更改 NSVM 虚拟机 3 端口组

图 5-96　更改 NSVM 虚拟机 4 端口组

以上配置完成后，回到 360 平台，点击"资产管理"-"主机"，会看到各个主机状态变为在线。见图 5-97。

第5章 医疗中心医院安全虚拟化

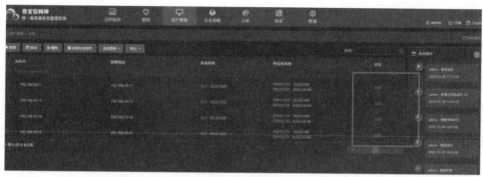

图5-97 4台主机状态

（63）下一步，回到 VC 点击网络和安全菜单，选择服务编排，安全组，点击"添加"。见图5-98。

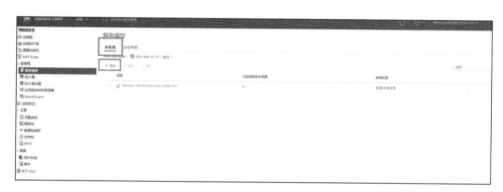

图5-98 添加安全组

（64）输入安全组名称为 security group，见图5-99。

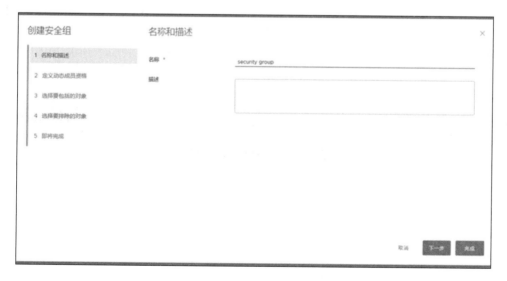

图5-99 安全组名称和描述

（65）动态成员资格默认配置即可，见图5-100。

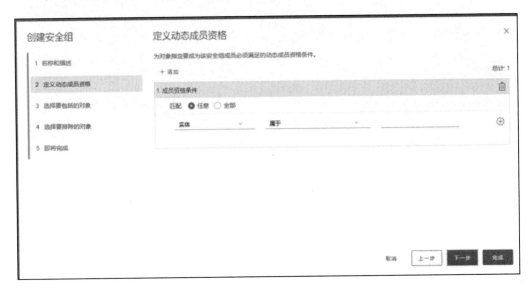

图5-100　安全组定义动态成员资格

（66）将要保护的虚拟机添加到对象里，见图5-101。

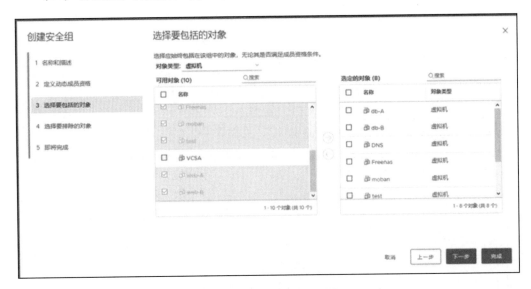

图5-101　选择安全组对象

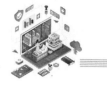

第 5 章　医疗中心医院安全虚拟化

(67) 最后检查是否有误，无误后提交。见图 5-102。

图 5-102　安全组创建信息

(68) 点击服务编排的"安全策略"选项，点击"添加"。见图 5-103。

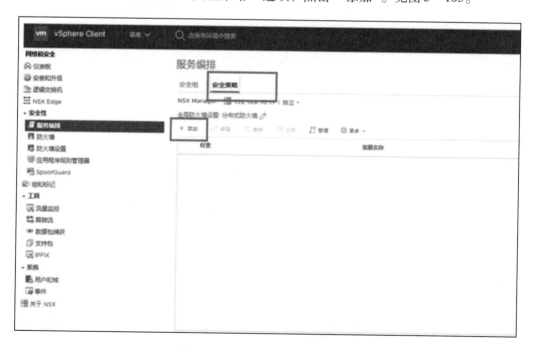

图 5-103　添加服务编排安全策略

(69) 输入安全策略名称,点击"下一步"。见图 5-104。

图 5-104　服务编排安全策略名称和描述

(70) GI 服务,点击"添加"。见图 5-105。

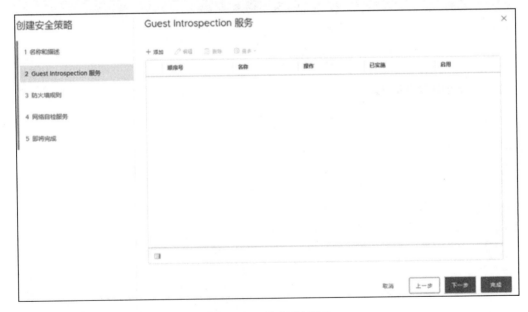

图 5-105　添加 GI 服务

第5章　医疗中心医院安全虚拟化

（71）输入名称为"rule"，选择应用和对应的服务和配置文件，点击"确认"。见图5-106。

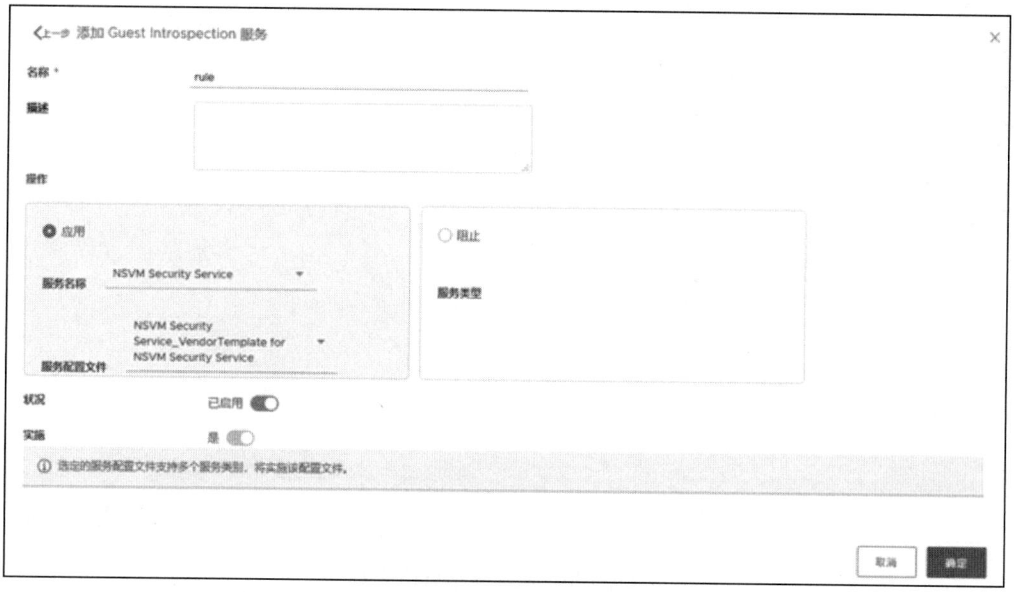

图5-106　配置GI服务内容

（72）防火墙规则这里默认即可，见图5-107。

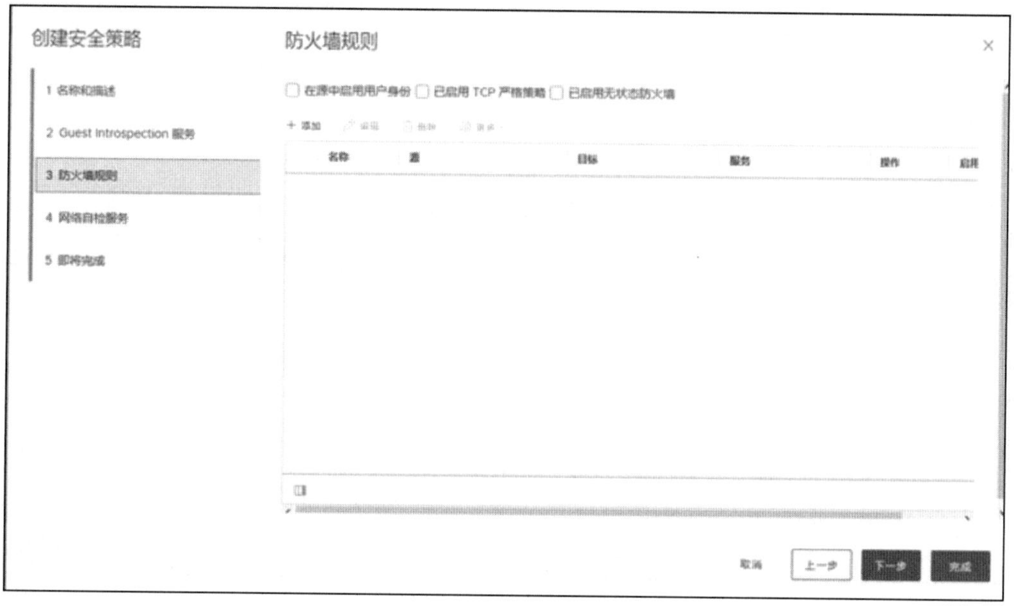

图5-107　防火墙规则

(73)网络自检服务,点击"添加"。见图 5-108。

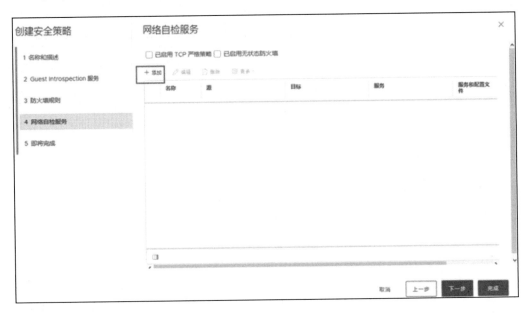

图 5-108　添加网络自检服务

(74)输入网络自检名称-选择对应的服务名称和配置文件,源为策略的安全组,目标为任意,点击"添加"。见图 5-109。

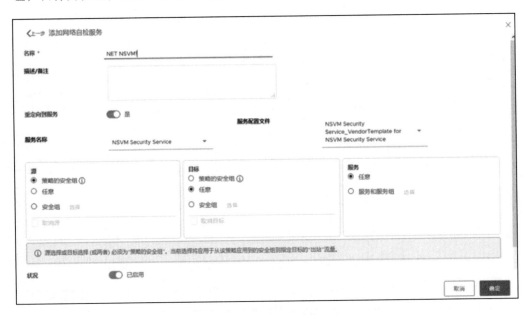

图 5-109　配置网络自检服务规则 1

(75) 添加第二条规则，输入名称和选择对应的服务及配置文件，源为任意，目标为策略的安全组，点击"添加"。见图 5-110。

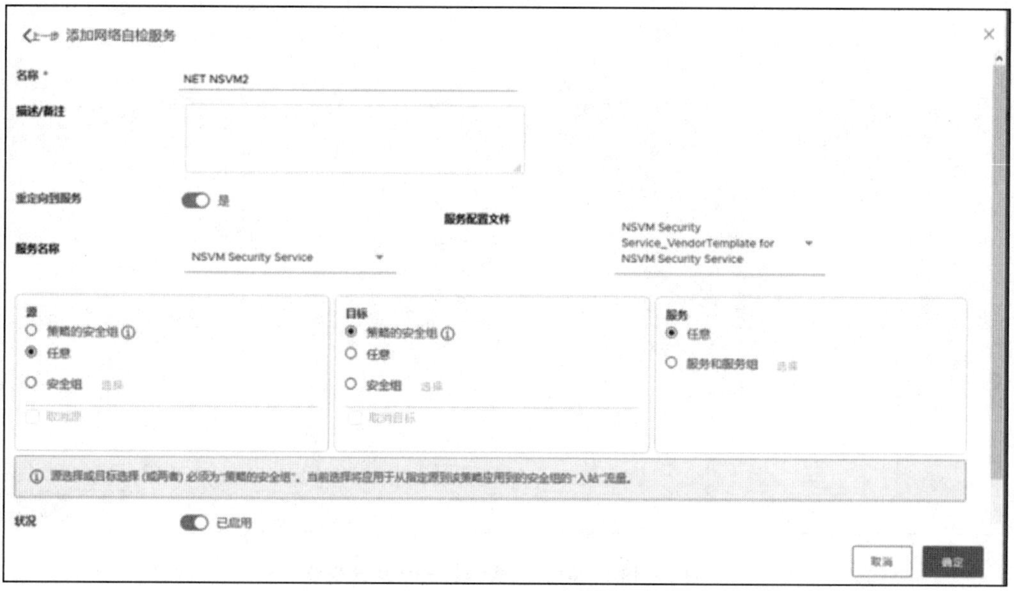

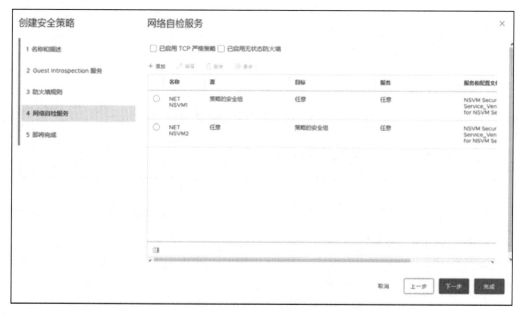

图 5-110　添加自检服务规则 2

(76) 配置完两条规则后见图 5-111。

图 5-111　网络自检服务规则列表

(77) 检查无误后提交任务，见图5-112。

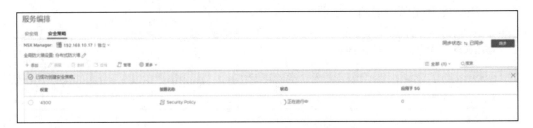

图5-112　创建服务编排安全策略信息

(78) 创建安全策略中，见图5-113。

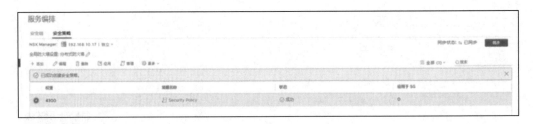

图5-113　服务编排安全策略创建中

安全策略创建完成，见图5-114。

图5-114　完成服务编排安全策略创建

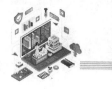

(79)将该安全策略应用在安全组上,见图5-115。

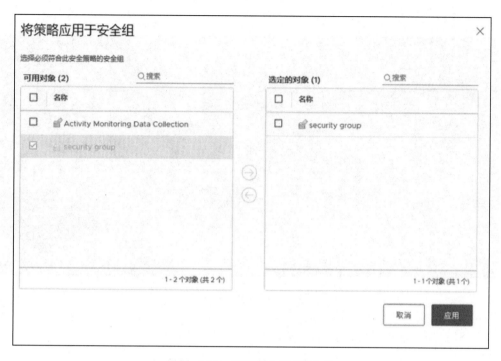

图5-115 将策略应用于安全组

应用完成后见图5-116。

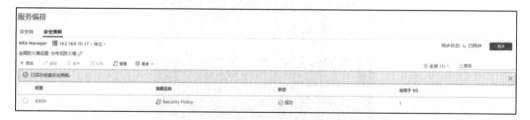

图5-116 服务编排安全策略应用

(80) 回到网神平台,点击"资产管理"-"虚拟机",此刻虚拟机是未收保护状态。见图 5-117。

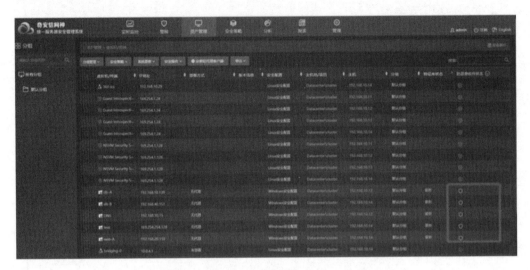

图 5-117 虚拟机状态

(81) 通过远程桌面,放置病毒在桌面。见图 5-118。

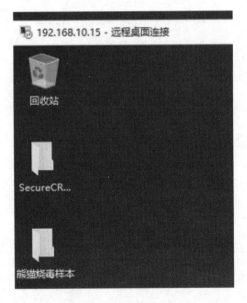

图 5-118 测试虚拟机

第 5 章　医疗中心医院安全虚拟化

（82）选中需要开启防护功能的虚拟机，开启防护功能。见图 5 – 119、图 5 – 120。

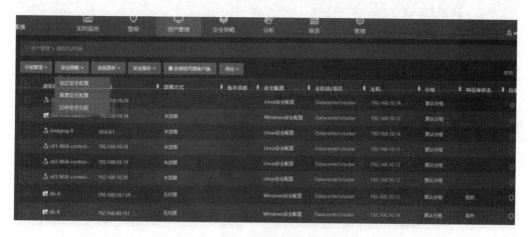

图 5 – 119　开启防护功能

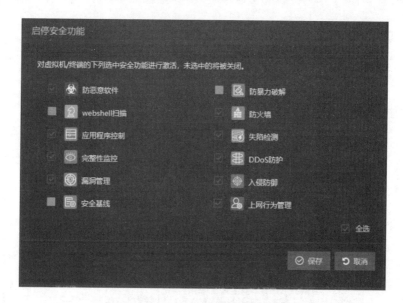

图 5 – 120　开启的防护功能对话框

（83）开启防护状态后，显示为绿色启用状态。见图5-121。

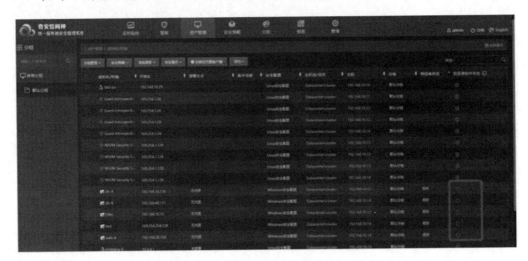

图5-121　开启防护功能后虚拟机状态

（84）在受保护的虚拟机上，安装消息中心。见图5-122至图5-126。

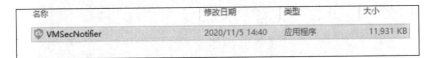

图5-122　消息中心程序

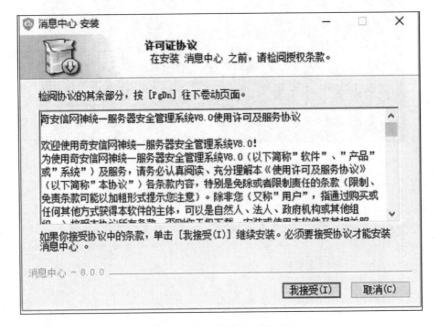

图5-123　安装消息中心

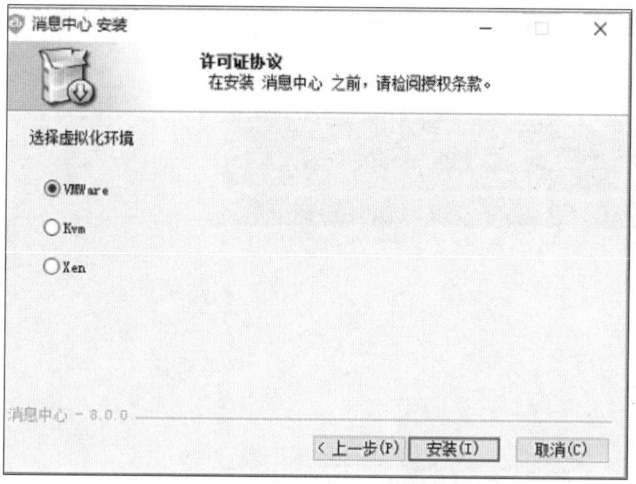

第 5 章　医疗中心医院安全虚拟化

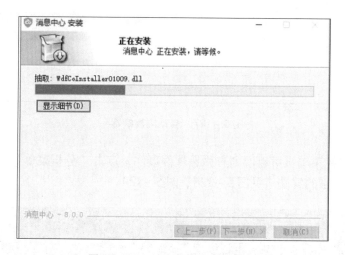

图 5-124　消息中心许可协议

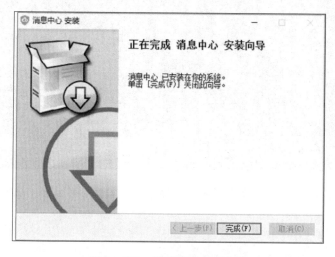

图 5-125　消息中心安装进行中

图 5-126　完成消息中心安装

（85）安装完毕后，系统自动将虚拟机上的病毒文件隔离处理，并弹出提示页面。见图 5-127。

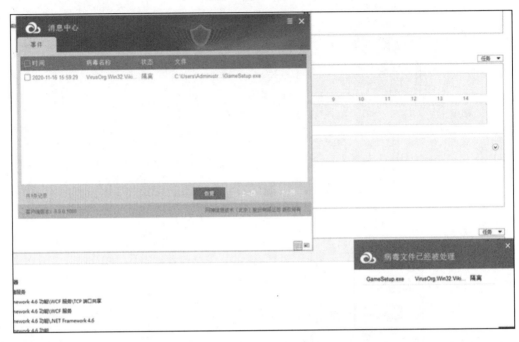

图 5-127　自动隔离病毒

（86）在监控菜单页可以看到有恶意软件事件，点击"分析菜单"-"防恶意软件"可以看到详细的终端。见图 5-128、图 5-129。

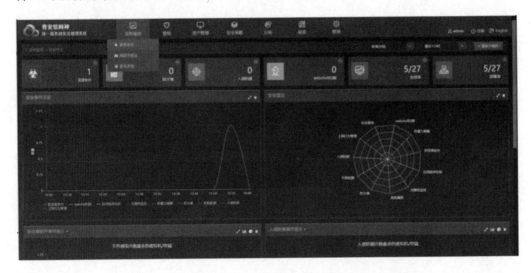

图 5-128　恶意软件事件监控

第 5 章 医疗中心医院安全虚拟化

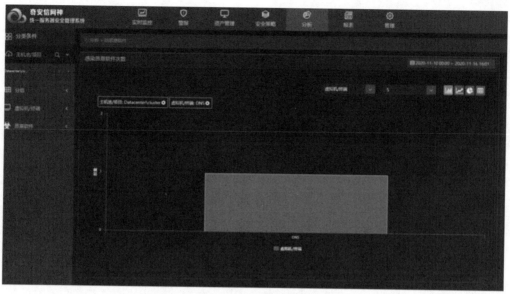

图 5-129 终端感染恶意软件情况

5.4 项目验收

本项目完成后,需要对其安全功能进行验证,验证内容如下:
(1) 测试防火墙策略是否生效。
(2) 测试 SpoofGuard 策略。
(3) 测试无代理/轻代理杀毒。

5.4.1 分布式防火墙策略验证

(1) 检查防火墙策略可以看到是配置了只允许源为 web-A 与 web-B 虚拟机访问 db-A 与 db-B 的虚拟机网络。见图 5-130。

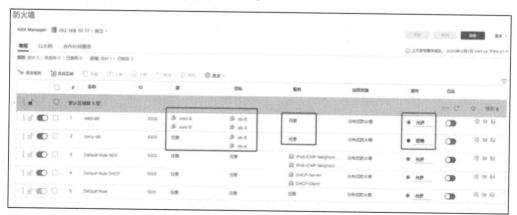

图 5-130 防火墙策略列表

327

db-B 与 db-A 的 ip 见图 5 – 131、图 5 – 132。

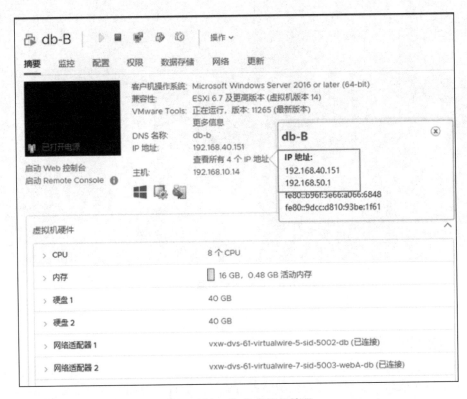

图 5 – 131　db-B 虚拟机摘要

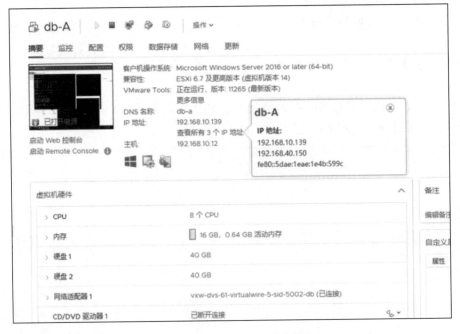

图 5 – 132　db-A 虚拟机摘要

第 5 章　医疗中心医院安全虚拟化

（2）当前策略下，db-A 与 db-B 之间是无法通信的，见图 5-133。

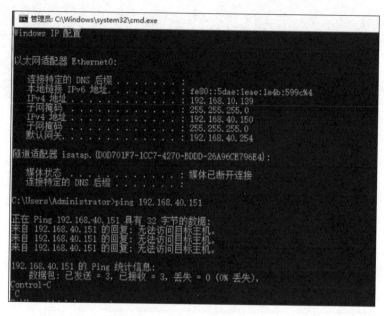

图 5-133　测试虚拟机连通性

而 web-A 能 ping db-B 虚拟机的地址，见图 5-134。

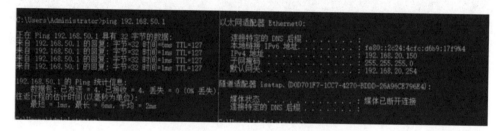

图 5-134　测试虚拟机的连通性

5.4.2　SpoofGuard 策略验证

（1）在 SpoofGuard 策略尚未批准通信之前，web-B 虚拟机是无法与任何人通信的。见图 5-135、图 5-136。

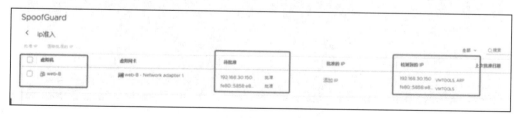

图 5-135　SpoofGuard 批准列表

329

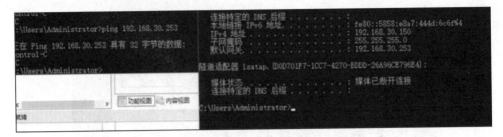

图 5 -136 测试连通性

(2) 在批准后则可以通信,见图 5 - 137、图 5 - 138。

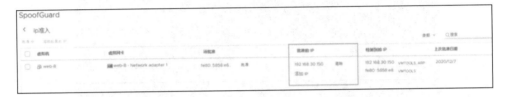

图 5 -137 SpoofGuard 批准列表

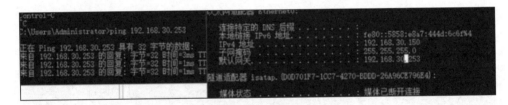

图 5 -138 测试连通性

5.4.3 无代理/轻代理杀毒验证

打开无代理杀毒管理页面,选中虚拟机,执行恶意软件扫描操作。见图 5 -139。

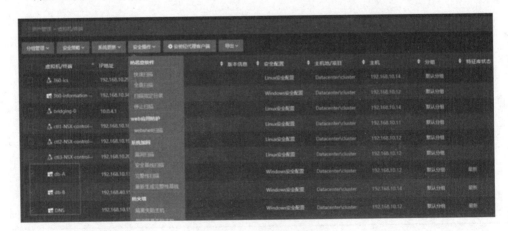

图 5 -139 恶意软件扫描

第 5 章　医疗中心医院安全虚拟化

等待中，见图 5-140。

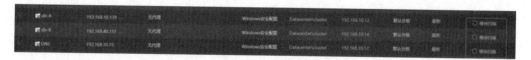

图 5-140　等待恶意软件扫描

正在扫描虚拟机，见图 5-141。

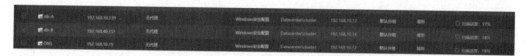

图 5-141　恶意软件扫描进行中

扫描成功，见图 5-142。

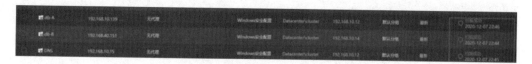

图 5-142　完成恶意软件扫描